CURA Y PREVIENE LAS ENFERMEDADES CON LA COSMETICA NATURAL

Productos Naturales

Jesus Ramirez

CURA Y PREVIENE LAS ENFERMEDADES CON LA COSMETICA NATURAL

INTRODUCCIÓN

En un mundo cada vez más consciente de la importancia de regresar a lo natural, descubrimos que la belleza no solo yace en la superficie de nuestra piel, sino también en la profundidad de los ingredientes que la cuidan. "Belleza en la Naturaleza: 50 Recetas que Curan a Través de la Cosmética Natural" es un viaje fascinante hacia la creación de productos de belleza en la comodidad de tu hogar, utilizando ingredientes puros que la naturaleza nos ofrece generosamente.

Este libro es más que una guía de recetas; es una invitación a explorar los tesoros que la tierra nos brinda para nutrir, rejuvenecer y curar nuestra piel de manera holística. Desde mascarillas faciales que iluminan hasta bálsamos labiales que sanan, cada receta se elabora con la intención de realzar tu belleza natural y mejorar tu bienestar general.

Acompáñanos en este viaje donde los aceites esenciales se convierten en el aroma de la serenidad, donde las hierbas frescas se transforman en el elixir de la juventud, y donde los ingredientes simples se convierten en pócimas mágicas para mimar tu piel y alma. Descubre cómo la cosmetica natural no solo realza tu atractivo externo, sino que también nutre tu conexión con la naturaleza y promueve la armonía entre cuerpo, mente y espíritu.

Cada receta es una ventana abierta a la autenticidad y a la simplicidad, recordándonos que la verdadera belleza comienza con el cuidado amoroso de uno mismo. Prepara tu propia línea de belleza personalizada, libre de productos químicos nocivos, y regálate la experiencia única de crear productos que reflejen la belleza pura y sin adulterar de la naturaleza.

¡Bienvenido a un viaje donde la belleza y la curación se entrelazan a través de 50 recetas irresistibles de cosmética natural!

RECETA CASERA DE MASCARILLA FACIAL DE AVENA Y MIEL PARA UNA PIEL RADIANTE

Ingredientes:

2 cucharadas de avena (preferiblemente avena en hojuelas, no instantánea).
2 cucharadas de miel (preferiblemente miel cruda o natural).
1 cucharada de yogurt natural (opcional).
1 cucharadita de jugo de limón (opcional, no lo uses si tienes piel muy sensible).

Estos ingredientes son naturales y se pueden encontrar en la mayoría de las cocinas. La avena ayuda a exfoliar suavemente la piel, la miel tiene propiedades hidratantes y antibacterianas. El yogurt aporta un efecto suavizante. El jugo de limón si decides usarlo puede ayudar a aclarar la piel, pero ten en cuenta que no es adecuado para todos los tipos de piel, especialmente si es sensible. Asegúrate de hacer una prueba de parche si tienes piel sensible antes de aplicar la mascarilla en todo el rostro.

Preparación:

Para preparar la mascarilla, simplemente mezcla estos ingredientes en un tazón hasta obtener una pasta uniforme. Luego, aplícala sobre la piel limpia y déjala actuar durante unos 15-20 minutos. Después, enjuaga con agua tibia y seca suavemente tu rostro. Esta mascarilla facial casera puede dejarte con una piel más suave y radiante.

El uso de mascarillas faciales caseras, como la de avena y miel, generalmente se puede hacer de manera regular para mantener la salud y la apariencia de la piel. A continuación, te proporcionaré algunas indicaciones generales sobre la frecuencia con la que puedes realizar este proceso:

Uso semanal: Para la mayoría de las personas, usar esta mascarilla una vez por semana es suficiente para mantener la piel suave e hidratada. Hacerlo de forma regular puede ayudar a eliminar las células muertas de la piel y a reducir la apariencia de imperfecciones.

Piel sensible: Si tienes piel sensible, es importante prestar atención a cómo reacciona tu piel. Algunas personas con piel sensible pueden usar la mascarilla con menos frecuencia, como cada dos semanas, para evitar posibles irritaciones.

Problemas específicos: Si estás utilizando la mascarilla para abordar un problema específico de la piel, como acné o piel seca, puedes considerar usarla con más frecuencia, siguiendo las recomendaciones de tu dermatólogo si las tienes.

Evita el exceso: Aunque las mascarillas naturales son suaves, usarlas en exceso puede ser contraproducente.

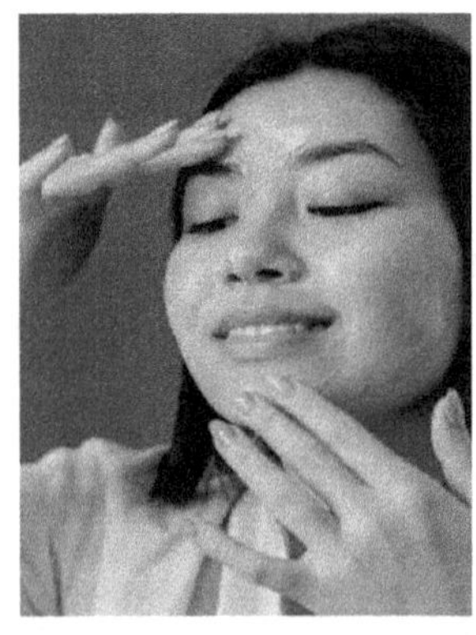
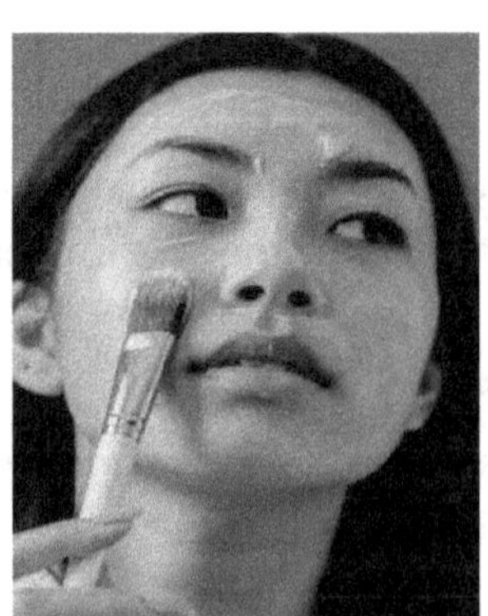
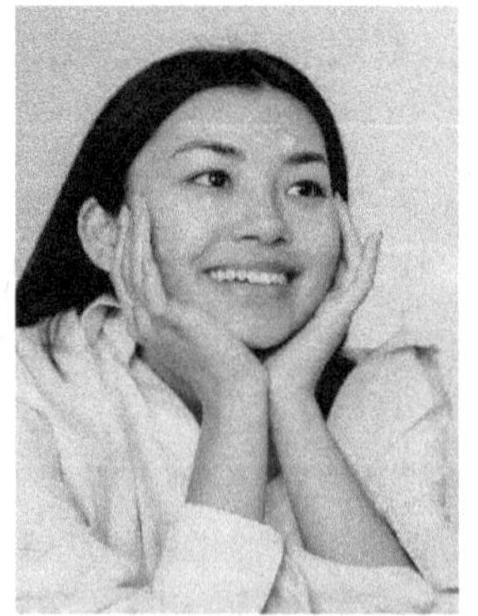

PASTA DE DIENTES NATURAL DE BICARBONATO DE SODIO Y ACEITE DE COCO PARA DIENTES BLANCOS

Ingredientes:

2 cucharadas de bicarbonato de sodio.
2 cucharadas de aceite de coco virgen (puede estar sólido a temperatura ambiente).
10 gotas de aceite esencial de menta (opcional, para sabor y frescura).
1 cucharadita de stevia líquida (opcional, para dar sabor dulce).

Bicarbonato de sodio, ayuda a eliminar manchas superficiales de los dientes y a blanquearlos. El aceite de coco, tiene propiedades antibacterianas que pueden ayudar a combatir las bacterias en la boca y promover la salud bucal. El aceite esencial de menta, proporciona sabor y frescura a la pasta de dientes. La Stevia (opcional): Agrega un sabor dulce sin aumentar el contenido de azúcar en la pasta de dientes casera.

Preparación:

En un tazón pequeño, mezcla el bicarbonato de sodio y el aceite de coco hasta que obtengas una pasta suave y homogénea. Agrega el aceite esencial de menta y la stevia, si lo deseas, para dar sabor y frescura. Algunas personas prefieren la pasta de dientes sin saborizantes, por lo que estos ingredientes son opcionales. Guarda la pasta de dientes casera en un recipiente hermético a temperatura ambiente. El aceite de coco puede endurecerse si hace frío, por lo que podrías necesitar ablandarlo ligeramente antes de usarlo.

Aplicación: Aplica una pequeña cantidad de la pasta de dientes en tu cepillo de dientes y cepilla tus dientes como lo harías con cualquier pasta de dientes comercial. Cepilla durante al menos dos minutos, asegurándote de llegar a todas las áreas de tu boca.

Enjuaga tu boca con agua después de cepillarte y asegúrate de eliminar cualquier residuo de pasta de dientes.

Frecuencia: Puedes usar esta pasta de dientes casera a diario, como lo harías con cualquier otra pasta de dientes. El bicarbonato de sodio ayuda a eliminar las manchas superficiales de los dientes y el aceite de coco tiene propiedades antibacterianas.

Recuerda que esta pasta de dientes casera es una alternativa natural a las pastas comerciales. Si tienes problemas dentales o estás bajo tratamiento dental, consulta a tu dentista antes de hacer un cambio en tu rutina de cuidado bucal.

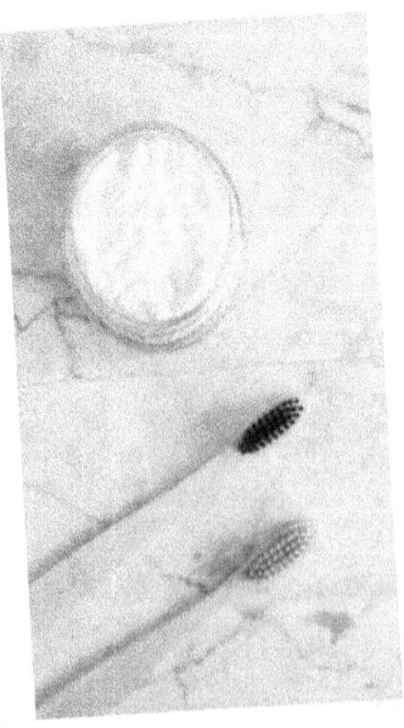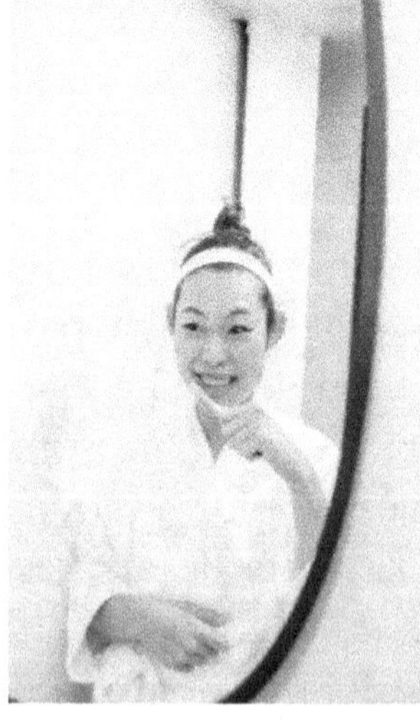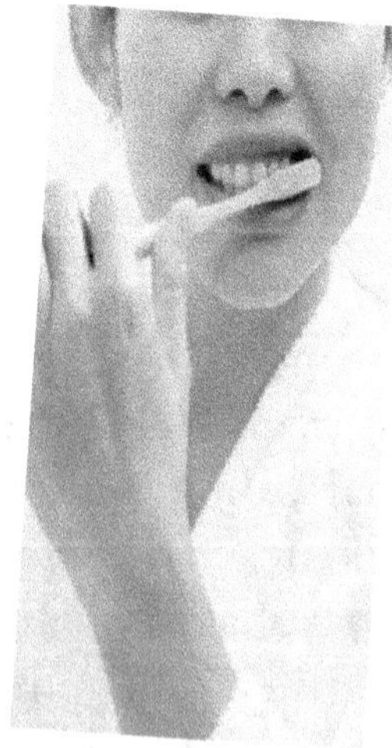

PROTECTOR SOLAR NATURAL A BASE DE ACEITE DE COCO Y ÓXIDO DE ZINC

Ingredientes:

1/4 de taza de aceite de coco virgen.
2 cucharadas de óxido de zinc en polvo no nanométrico (asegúrate de usarlo con precaución y evita inhalarlo).
10 gotas de aceite esencial de lavanda o manzanilla (opcional, para fragancia).

Aceite de coco actúa como un protector solar natural debido a su capacidad para bloquear los rayos ultravioleta (UV) dañinos y proporciona hidratación a la piel. Óxido de zinc en polvo ofrece protección contra los rayos UVA y UVB, ayudando a prevenir quemaduras solares y daños a la piel. Aceite esencial de lavanda o manzanilla (opcional): Proporciona una fragancia agradable y tiene propiedades calmantes para la piel.

Preparación:

En un tazón, mezcla el aceite de coco y el óxido de zinc en polvo hasta que obtengas una pasta uniforme. Agrega el aceite esencial de lavanda o manzanilla si deseas darle una fragancia suave a tu protector solar.
Guarda el protector solar casero en un recipiente hermético en un lugar fresco y oscuro. Debido a la naturaleza oleosa del aceite de coco, es posible que necesites mezclarlo antes de usarlo si se separa.

Aplicación: Aplica el protector solar sobre la piel expuesta antes de exponerte al sol. Extiéndelo de manera uniforme y asegúrate de cubrir todas las áreas que estarán expuestas. El óxido de zinc proporciona protección contra los rayos UVB y UVA.

Frecuencia: Reaplica el protector solar casero cada 2 horas mientras estés al sol y después de nadar o sudar. Asegúrate de cubrirte bien para una protección adecuada.

Nota importante: Este protector solar casero tiene un SPF (Factor de Protección Solar) natural, pero su nivel de protección puede variar según la cantidad de óxido de zinc utilizada. Se recomienda aplicar una cantidad suficiente para obtener la protección deseada.

Ten en cuenta que esta receta de protector solar casero ofrece una alternativa natural a los protectores solares comerciales, pero su eficacia puede variar. Si planeas pasar mucho tiempo al sol o tienes piel sensible, considera consultar a un dermatólogo o utilizar un protector solar comercial con SPF probado.

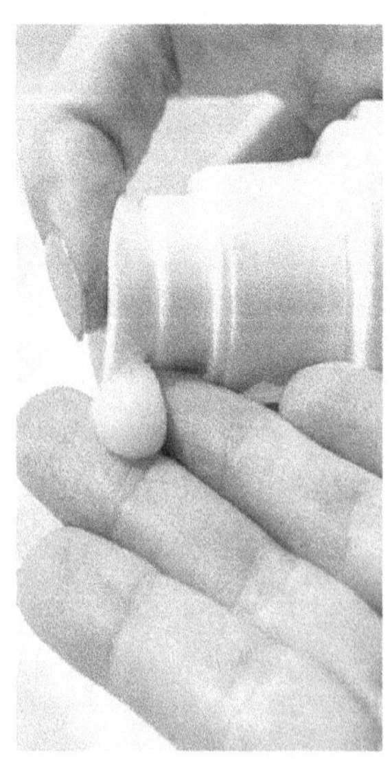
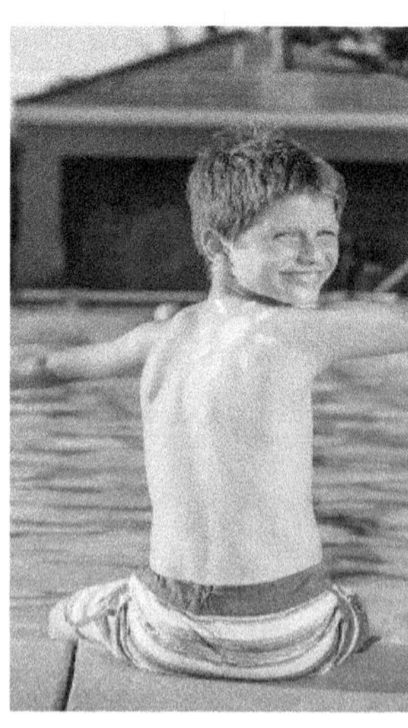
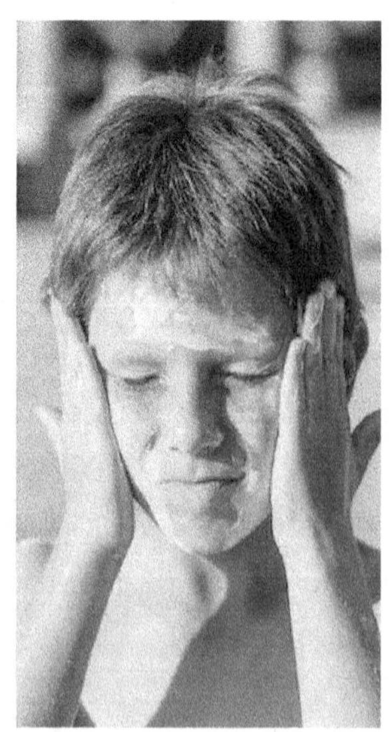

GOTAS OCULARES CASERAS DE AGUA DE ROSAS Y EXTRACTO DE MANZANILLA

Ingredientes:

1/4 de taza de agua destilada.
1/4 de taza de agua de rosas (puedes comprarla o hacerla casera).
1 cucharadita de extracto de manzanilla (puedes comprarlo o hacerlo casero).
1 recipiente esterilizado para las gotas oculares.

Agua de rosas tiene propiedades refrescantes y calmantes que pueden aliviar la irritación y la sequedad ocular. El extracto de manzanilla es conocida por sus propiedades antiinflamatorias y calmantes, que pueden reducir la fatiga ocular y la irritación.
El agua destilada actúa como una base neutra para diluir los ingredientes y proporcionar hidratación adicional a los ojos.

Preparación:

Preparación de las gotas oculares: En un recipiente limpio y esterilizado, mezcla el agua destilada, el agua de rosas y el extracto de manzanilla. Revuelve bien para combinar los ingredientes.
Transfiere la solución de las gotas oculares a un recipiente con un cuentagotas esterilizado. Asegúrate de mantener el recipiente cerrado y guárdalo en el refrigerador.

Aplicación: Cuando sientas tus ojos secos o cansados, lávate las manos y luego usa el cuentagotas para aplicar una o dos gotas en cada ojo. Mantén los ojos cerrados durante unos segundos después de la aplicación.

Ojos secos: Si experimentas sequedad ocular, administra 1 gota en cada ojo para proporcionar hidratación y alivio.

Conjuntivitis leve: Este remedio casero puede ayudar a aliviar los síntomas de la conjuntivitis leve, sin embargo consulta a un profesional de la salud si los síntomas persisten.

Fatiga visual por uso de pantallas: Al final del día, alivia la fatiga visual causada por el uso prolongado de pantallas digitales.

Frecuencia: Puedes usar estas gotas refrescantes según sea necesario, cada vez que sientas irritación, sequedad o fatiga ocular.

Precaución: Si experimentas irritación persistente, enrojecimiento o cualquier otro problema ocular, consulta a un oftalmólogo.

Estas gotas refrescantes caseras están diseñadas para proporcionar alivio y frescura a los ojos cansados o irritados. Los ingredientes naturales como el agua de rosas y la manzanilla pueden ayudar a calmar y revitalizar la piel sensible alrededor de los ojos.

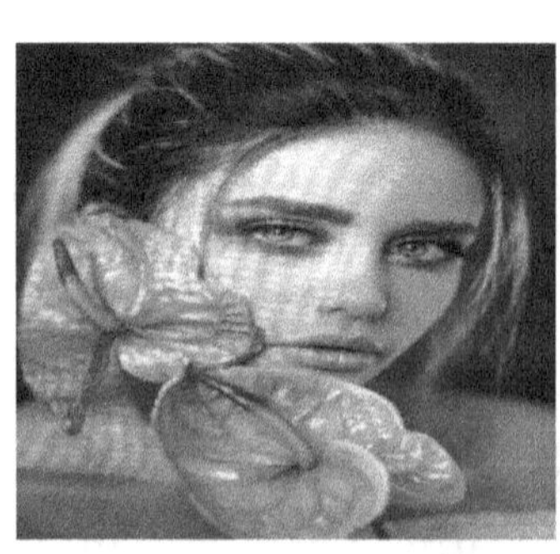
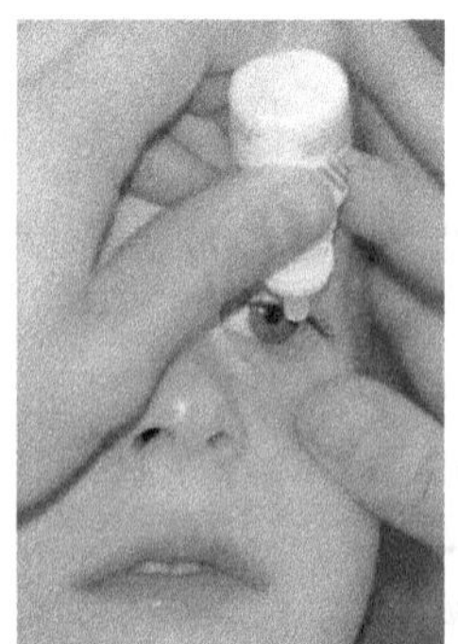
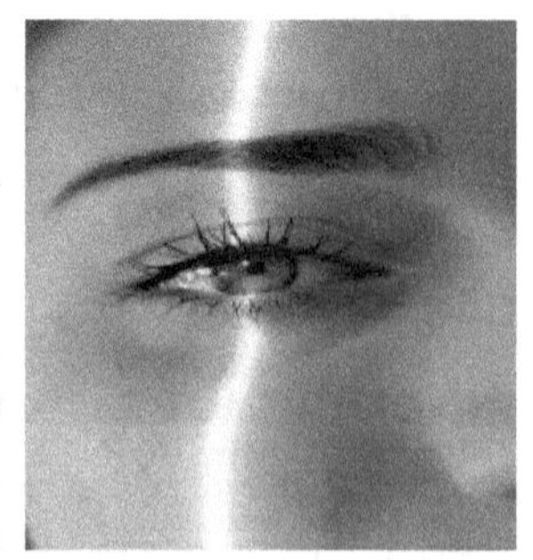

MASCARILLA CASERA DE YOGURT Y FRESAS PARA UNA PIEL LIMPIA Y SUAVE

Ingredientes:

4 o 5 fresas maduras.
2 cucharadas de yogurt natural (sin azúcar ni sabores).
1 cucharada de miel (opcional, para hidratación adicional).

Las fresas contienen antioxidantes y vitamina C que ayudan a exfoliar y aclarar la piel, reduciendo manchas y enrojecimiento. El yogurt es rico en ácido láctico actúa como un exfoliante suave y promueve una tez más uniforme. La miel (opcional): Proporciona hidratación y propiedades antibacterianas que pueden mejorar la salud de la piel.

Preparación:

Lava y pela las fresas, luego tritúralas hasta obtener un puré. En un tazón, mezcla el puré de fresas con el yogurt natural y la miel, si la estás utilizando, hasta obtener una pasta uniforme.

Aplicación: Limpia tu rostro con agua tibia y sécalo suavemente, aplica la mascarilla de fresas y yogurt sobre tu rostro y cuello, evitando el área de los ojos. Deja actuar durante 15-20 minutos.

Lava la mascarilla con agua tibia y sécate el rostro con palmaditas suaves. Puedes seguir con tu rutina de cuidado de la piel regular.

Hidratación posterior: Aplica tu crema hidratante favorita después de usar la mascarilla para retener la humedad en la piel.

Tiempo de reposo: No excedas el tiempo recomendado de reposo, ya que podría causar irritación.

Frecuencia: Puedes usar esta mascarilla casera una vez a la semana para promover una piel más suave y radiante.

Esta mascarilla de fresas y yogurt es rica en antioxidantes y vitaminas que pueden ayudar a revitalizar y exfoliar la piel, dejándola con un aspecto fresco y saludable. La miel, si la utilizas, proporcionará hidratación adicional para la piel.

Precauciones: Si eres alérgico a lácteos o fresas, realiza una prueba en una pequeña área antes de aplicar la mascarilla en todo el rostro.

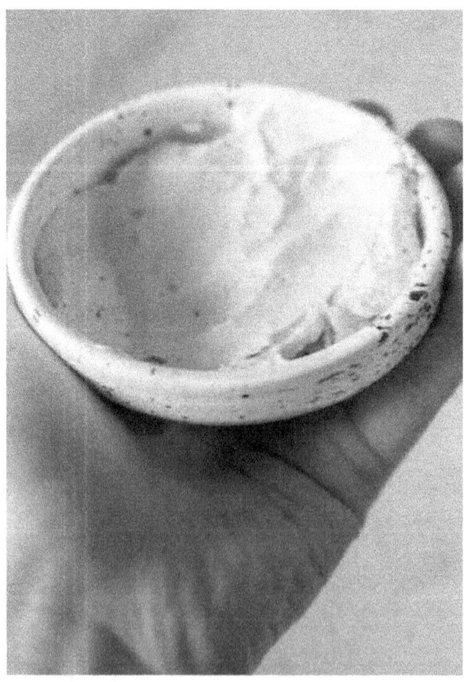

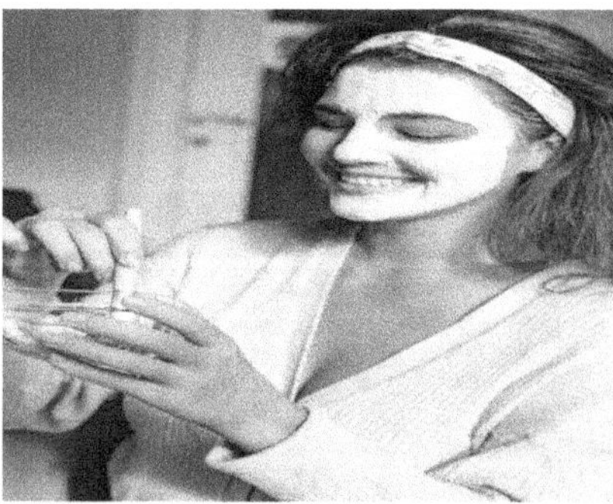

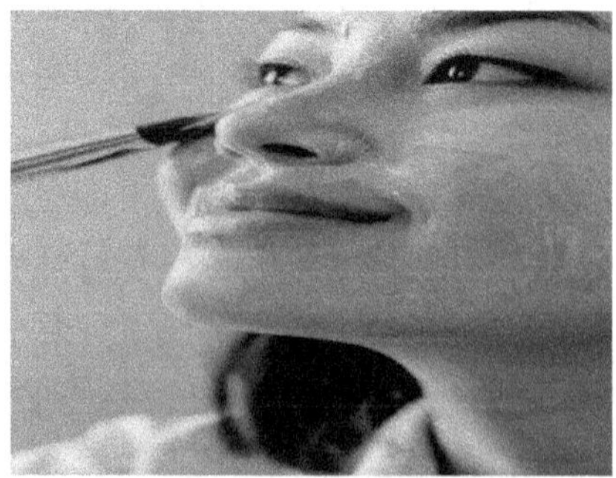

LABIAL NATURAL DE ACEITE DE COCO Y REMOLACHA PARA LABIOS SUAVES Y COLORIDOS

Ingredientes:

2 cucharaditas de aceite de coco virgen.

1 cucharadita de cera de abejas.

1/2 cucharadita de remolacha en polvo (ajusta la cantidad para el color deseado).

3 o 4 gotas de aceite esencial de vainilla o menta (opcional, para aroma).

El Aceite de coco hidrata y protege los labios, proporcionando suavidad y brillo. La cera de abejas aporta consistencia al labial y forma una capa protectora en los labios para retener la hidratación. La remolacha en polvo agrega un color natural a los labios y puede proporcionar un tono rosado o rojizo. El aceite esencial de vainilla o menta (opcional): Proporciona aroma agradable al labial.

Preparación:

En un recipiente apto para microondas o en una cacerola a fuego lento, derrite el aceite de coco y la cera de abejas hasta que se combinen y se vuelvan líquidos. Agrega la remolacha en polvo y el aceite esencial, si lo deseas, y mezcla bien.

Vertido y enfriamiento: Vierte la mezcla en un recipiente de labial vacío o en un pequeño recipiente adecuado para labial. Deja que se enfríe y se endurezca a temperatura ambiente.

Aplicación: Aplica el labial casero en tus labios según sea necesario para obtener un toque de color y mantener los labios suaves e hidratados.

Capas graduales: Si deseas intensificar el color, puedes aplicar capas adicionales después de que la primera capa se haya asentado.

Desmaquillado fácil: Al final del día, retira el labial de forma suave con un desmaquillante o aceite limpiador.

Frecuencia: Utiliza tu labial casero siempre que quieras un toque de color en tus labios y protección contra la sequedad.

Este labial casero es una alternativa natural a los labiales comerciales y puede proporcionar color y humedad a tus labios. El aceite de coco es hidratante, la cera de abejas ayuda a darle consistencia, la remolacha en polvo proporciona color natural y los aceites esenciales pueden darle un aroma agradable. Asegúrate de guardar tu labial en un lugar fresco y seco para mantener su integridad.

Precauciones: Realiza una pequeña prueba en una pequeña área de la piel antes de aplicar el labial en los labios para prevenir reacciones alérgicas.

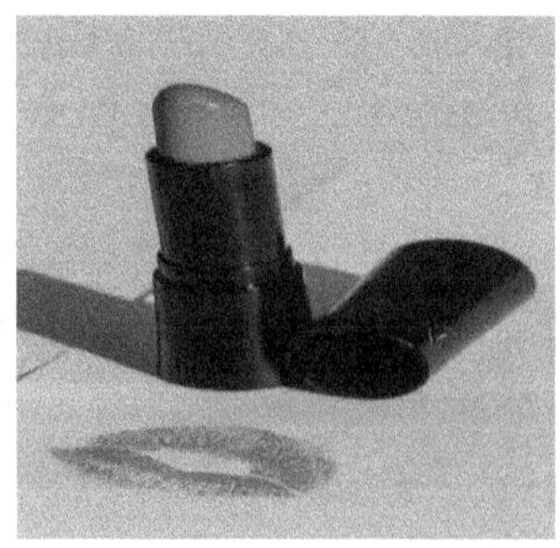
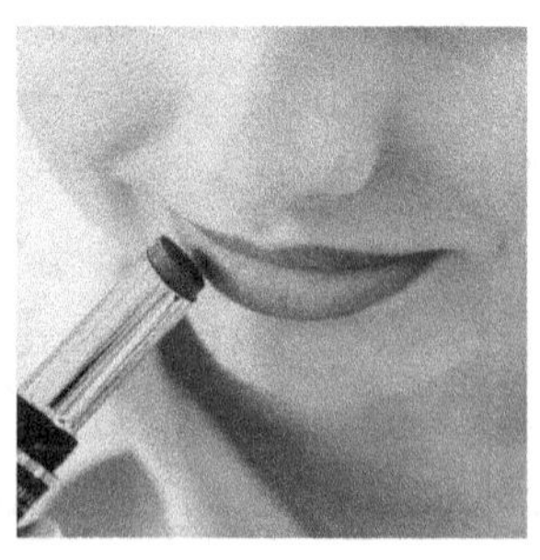
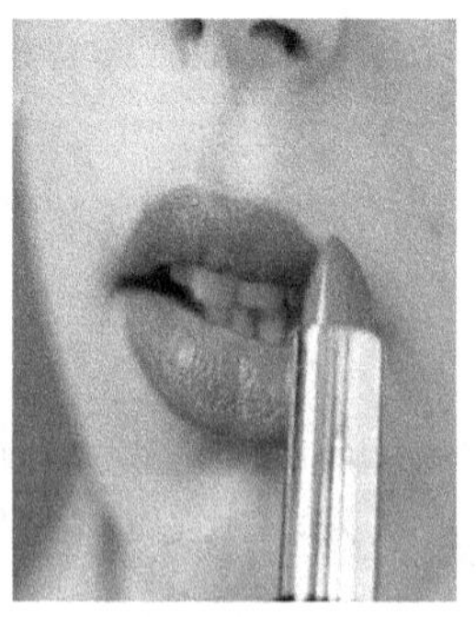

MASCARILLA CAPILAR DE AGUACATE Y ACEITE DE OLIVA PARA UN CABELLO SEDOSO

Ingredientes:

1 aguacate maduro.
2 cucharadas de aceite de oliva virgen extra.
1 cucharada de miel (opcional, para hidratación adicional).

El aguacate es rico en vitaminas y grasas saludables que hidratan y fortalecen el cabello, aportando brillo y suavidad. El aceite de oliva virgen extra Proporciona hidratación profunda, suaviza y protege el cabello de los daños. La miel (opcional): Retiene la humedad en el cabello, ayudando a prevenir la sequedad y la rotura.

Preparación:

En un tazón, mezcla la pulpa del aguacate maduro con el aceite de oliva hasta obtener una pasta suave y uniforme. Si deseas, agrega la miel para una hidratación adicional.

Aplicación: Lava tu cabello y sécalo ligeramente con una toalla para que esté húmedo pero no empapado. Aplica la mascarilla de aguacate y aceite de oliva en todo el cabello, concentrándote en las puntas y en las áreas más secas. Asegúrate de cubrir completamente el cabello.

Tiempo de espera: Deja actuar la mascarilla en tu cabello durante 20-30 minutos. Puedes cubrir tu cabello con un gorro de ducha o una toalla caliente para potenciar la absorción de los ingredientes.

Enjuague: Enjuaga bien tu cabello con agua tibia y luego lávalo con tu champú y acondicionador habituales.

Frecuencia: Puedes utilizar esta mascarilla capilar casera una vez a la semana o cada dos semanas para mantener tu cabello suave e hidratado.

Esta mascarilla capilar de aguacate y aceite de oliva es rica en nutrientes que pueden ayudar a hidratar, suavizar y fortalecer el cabello. El aguacate aporta vitaminas y aceites saludables, mientras que el aceite de oliva proporciona hidratación adicional. La miel, si la utilizas, ayuda a retener la humedad en el cabello.

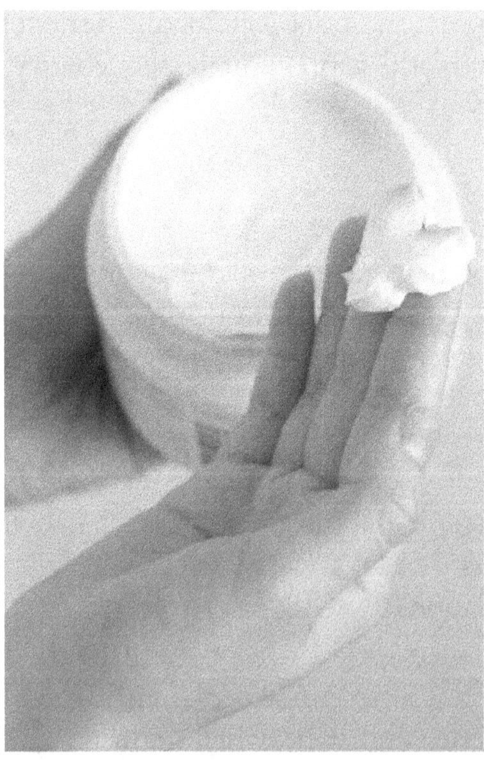

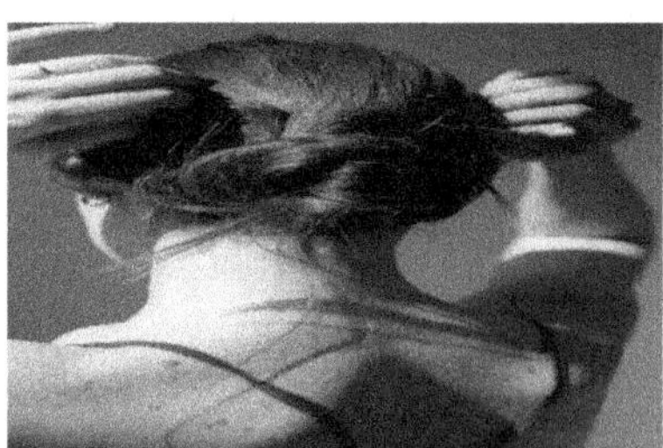

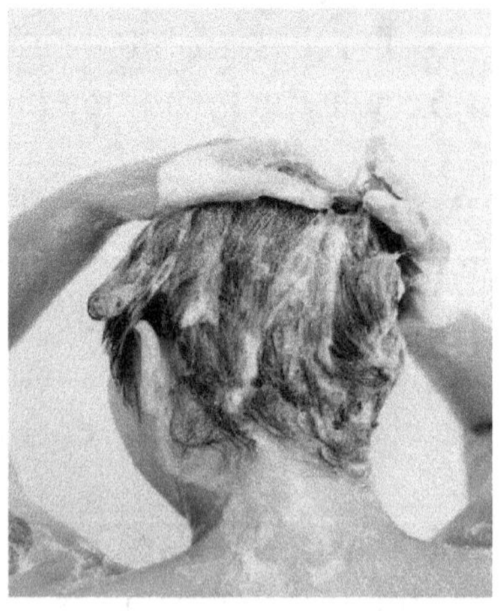

CREMA HIDRATANTE DE MANTECA DE KARITÉ Y ACEITE DE ALMENDRAS PARA MANOS SUAVES

Ingredientes:

2 cucharadas de manteca de karité.
1 cucharada de aceite de almendras dulces.
1 cucharadita de aceite esencial de lavanda (opcional, para aroma).

La manteca de karité hidrata profundamente, nutre y protege la piel de las manos, dejándola suave y flexible. El aceite de almendras dulces proporciona hidratación y suavidad a la piel, aliviando la sequedad y la irritación. El aceite esencial de lavanda (opcional): Aporta un aroma agradable y puede tener propiedades calmantes para la piel y los sentidos.

Preparación:

En un recipiente resistente al calor, derrite la manteca de karité a fuego lento hasta que se vuelva líquida. Luego, mezcla el aceite de almendras y el aceite esencial de lavanda, si lo deseas. Revuelve bien para combinar los ingredientes.

Enfriamiento y almacenamiento: Deja que la mezcla se enfríe a temperatura ambiente hasta que comience a solidificarse. Transfiere la crema a un recipiente adecuado para crema de manos y guárdala en un lugar fresco y oscuro.

Aplicación: Aplica la crema hidratante de manteca de karité y aceite de almendras en tus manos según sea necesario para mantenerlas suaves e hidratadas. Masajea suavemente para ayudar a que la crema se absorba.

Frecuencia: Utiliza la crema de manos casera a lo largo del día y especialmente después de lavar tus manos para mantenerlas protegidas e hidratadas.

Esta crema de manos casera combina la manteca de karité, rica en nutrientes y antioxidantes, con el aceite de almendras que proporciona hidratación y el aceite esencial de lavanda, que puede aportar una fragancia agradable y propiedades calmantes. Es ideal para mantener tus manos suaves y protegidas contra la sequedad.

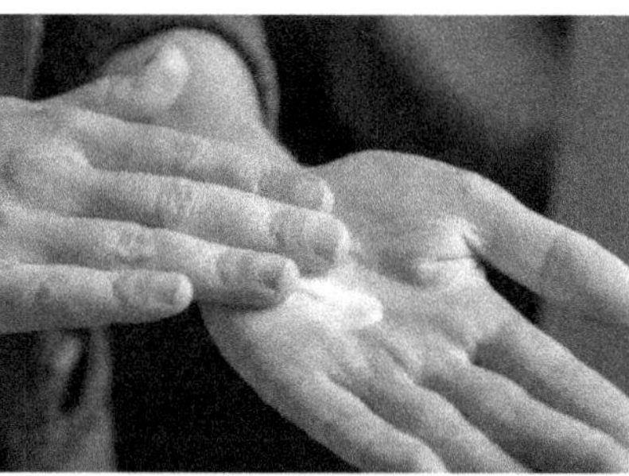

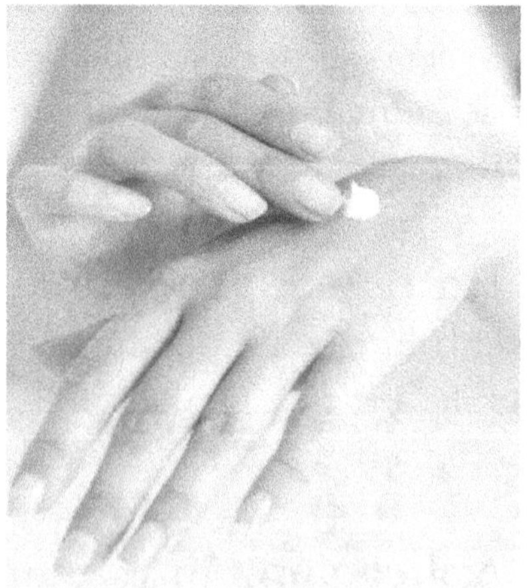

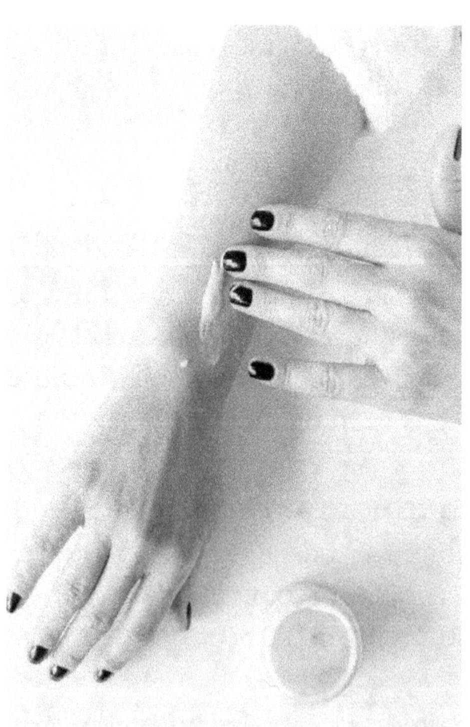

EXFOLIANTE NATURAL DE AZÚCAR Y ACEITE DE COCO PARA UNA PIEL SUAVE Y RADIANTE

Ingredientes:

2 cucharadas de azúcar (puedes usar azúcar granulada o azúcar morena para una exfoliación más suave).
1 cucharada de aceite de coco virgen.
1/2 cucharadita de miel (opcional, para hidratación adicional).

El azúcar actúa como un exfoliante suave, eliminando las células muertas de la piel y promoviendo una tez más suave y radiante. El aceite de coco virgen proporciona hidratación profunda y protege la piel, dejándola suave y flexible. La miel (opcional): Agrega hidratación adicional y antioxidantes, ayudando a mantener la piel suave e hidratada.

Preparación:

En un tazón, mezcla el azúcar y el aceite de coco hasta que obtengas una pasta granulada. Si deseas, agrega la miel para hidratación adicional y mezcla bien.

Aplicación: Lava tu rostro o la zona que desees exfoliar con agua tibia para abrir los poros. Luego, aplica el exfoliante de azúcar y aceite de coco con movimientos circulares suaves, evitando el área de los ojos. Masajea la piel durante 1-2 minutos.

Enjuague: Enjuaga con agua tibia y luego sécate la piel con palmaditas suaves.

Frecuencia: Puedes utilizar este exfoliante casero una vez por semana para eliminar células muertas de la piel y promover una tez suave y radiante.

Este exfoliante casero de azúcar y aceite de coco es suave pero eficaz para eliminar las impurezas y células muertas de la piel, dejándola con un aspecto fresco y radiante. El azúcar actúa como un exfoliante natural, mientras que el aceite de coco proporciona hidratación y la miel, si la utilizas, ayuda a mantener la piel suave e hidratada.

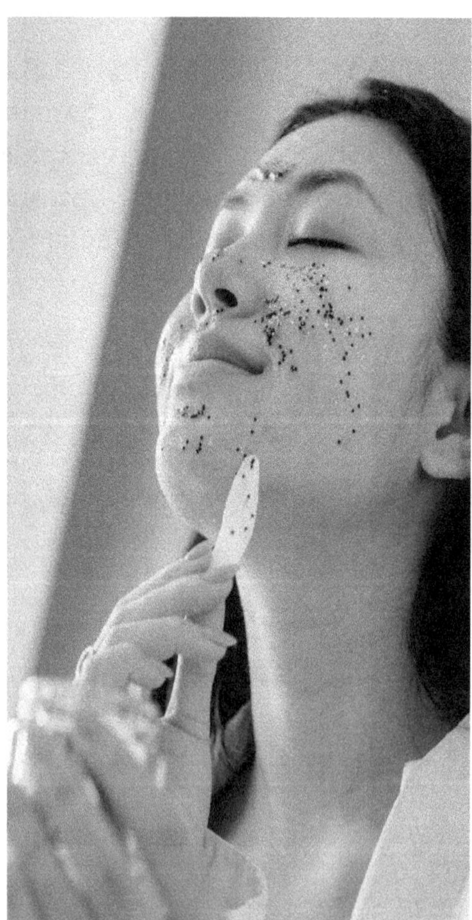

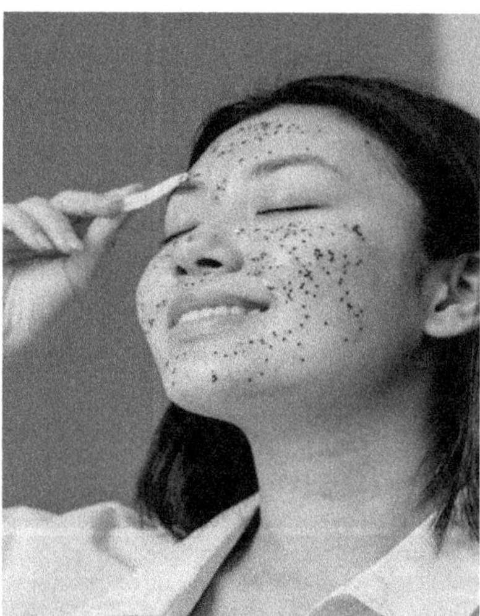

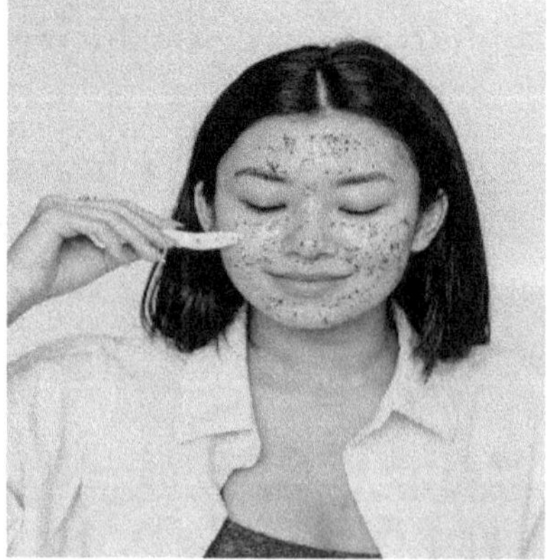

CREMA NATURAL DE PEPINO Y ACEITE DE ALMENDRAS PARA REDUCIR LAS OJERAS

Ingredientes:

1/2 pepino pequeño.
1 cucharada de aceite de almendras dulces.
1 cucharadita de aceite de vitamina E (opcional, para un impulso adicional de hidratación).

El pepino tiene propiedades antiinflamatorias y refrescantes que pueden reducir la hinchazón y el enrojecimiento de las ojeras. El aceite de almendras dulces proporciona hidratación y nutrición a la piel, ayudando a reducir la apariencia de las ojeras y suavizar la zona alrededor de los ojos. El aceite de vitamina E (opcional): Mejora la elasticidad de la piel y puede ayudar a reducir la apariencia de las ojeras, proporcionando un impulso adicional de hidratación y antioxidantes.

Preparación:

Pela y corta el pepino en trozos pequeños. Luego, mezcla los trozos de pepino con el aceite de almendras en una licuadora o procesador de alimentos hasta obtener una pasta suave. Si deseas, agrega el aceite de vitamina E y mezcla bien.

Almacenamiento: Transfiere la crema a un recipiente limpio y guárdala en el refrigerador para mantenerla fresca.

Aplicación: Aplica la crema para las ojeras de pepino y aceite de almendras en la zona de las ojeras con cuidado, evitando el contacto directo con los ojos. Puedes hacerlo con movimientos suaves y circulares con la yema de tus dedos.

Tiempo de espera: Deja actuar la crema durante 15-20 minutos.

Enjuague: Enjuaga con agua tibia y seca con palmaditas suaves.

Frecuencia: Utiliza esta crema casera para las ojeras dos o tres veces por semana para ayudar a reducir la hinchazón y el aspecto oscuro de las ojeras.

Esta crema casera para las ojeras combina el pepino, conocido por sus propiedades antiinflamatorias y refrescantes, con el aceite de almendras que proporciona hidratación y nutrición a la piel delicada alrededor de los ojos. El aceite de vitamina E, si lo utilizas, puede ayudar a mejorar la elasticidad de la piel y reducir la apariencia de las ojeras.

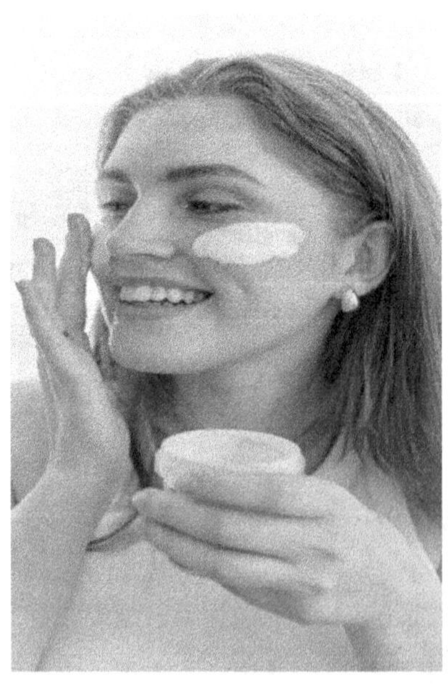

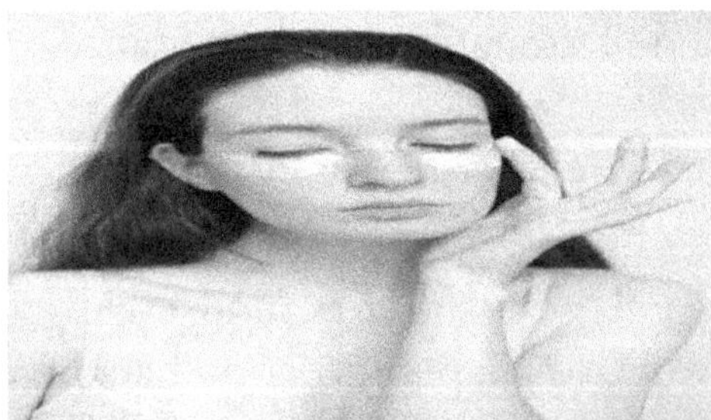

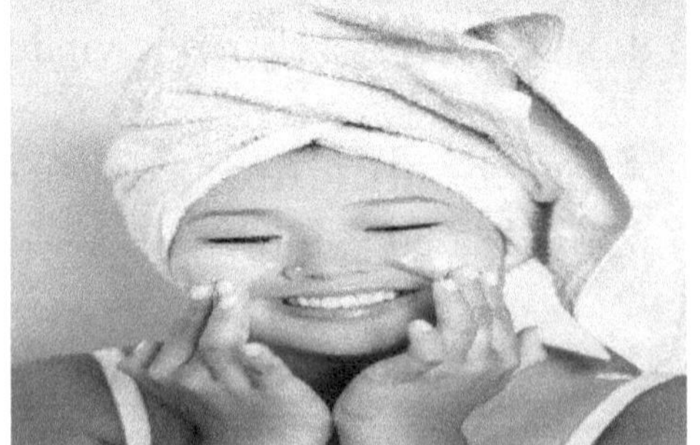

ACEITE DE COCO EXTRA VIRGEN HECHO EN CASA

Ingredientes:

2-3 cocos maduros.

El aceite de coco se obtiene de la carne del coco y es rico en ácidos grasos saludables que pueden ser beneficiosos para la piel, el cabello y la salud en general. Se utiliza para hidratar la piel y el cabello, así como en la cocina como una alternativa saludable para cocinar.

Agua (para hacer leche de coco): El agua se utiliza para extraer la leche de coco de la carne del coco. La leche de coco es una base común en muchas recetas y puede aportar sabor y cremosidad a los alimentos.

Preparación:

Comienza por abrir los cocos. Puedes romper la cáscara exterior con un martillo o un objeto resistente para acceder a la carne del coco. Una vez abierto, retira la carne del coco de la cáscara. Lava la carne del coco para eliminar cualquier residuo de cáscara. Luego, córtala en trozos pequeños o ralla la carne del coco.
Coloca los trozos de coco en una licuadora o procesador de alimentos. Agrega un poco de agua para facilitar la trituración y licua hasta obtener una pasta espesa.

Exprimir la leche de coco: Coloca la pasta de coco en una muselina o un paño limpio y exprime el líquido, que es la leche de coco. Este proceso se puede repetir varias veces para obtener la mayor cantidad de leche de coco posible.

Dejar reposar la leche: Deja reposar la leche de coco en un recipiente hermético en el refrigerador durante al menos 24 horas. Durante este tiempo, el aceite de coco se separará de la leche.

Recoger el aceite de coco: Después de que el aceite se haya separado, retira con cuidado la capa superior de aceite, que es el aceite de coco virgen extra. Este aceite es lo que utilizarás.

Almacenar: Transfiere el aceite de coco a un recipiente hermético y guárdalo en un lugar fresco y oscuro. Puedes utilizarlo en la cocina o como parte de tu rutina de cuidado de la piel y el cabello.

Este proceso casero te permite obtener aceite de coco virgen extra fresco y natural. El aceite de coco es versátil y puede usarse para cocinar, cuidado de la piel y el cabello, y tiene diversos beneficios para la salud.

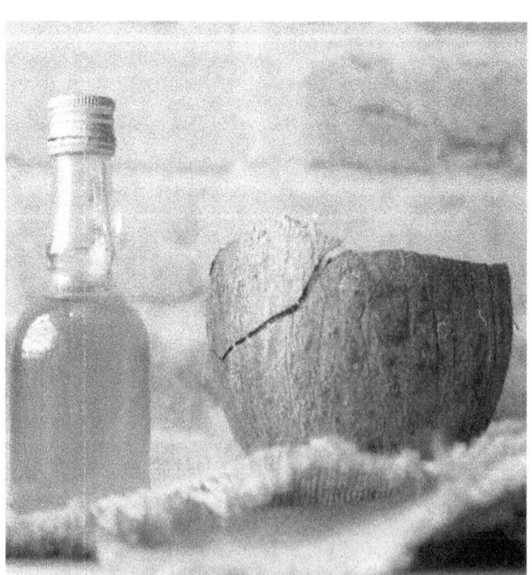
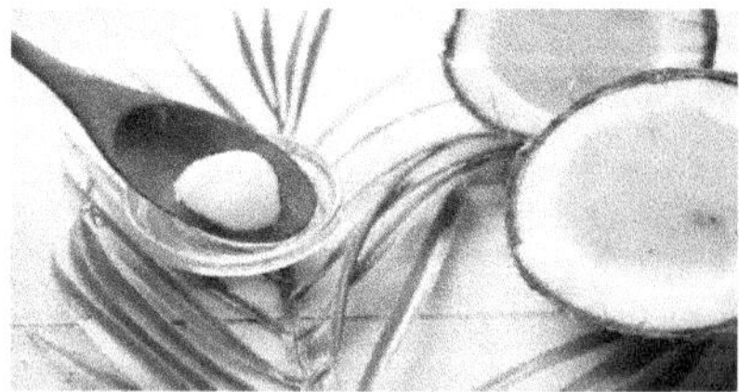
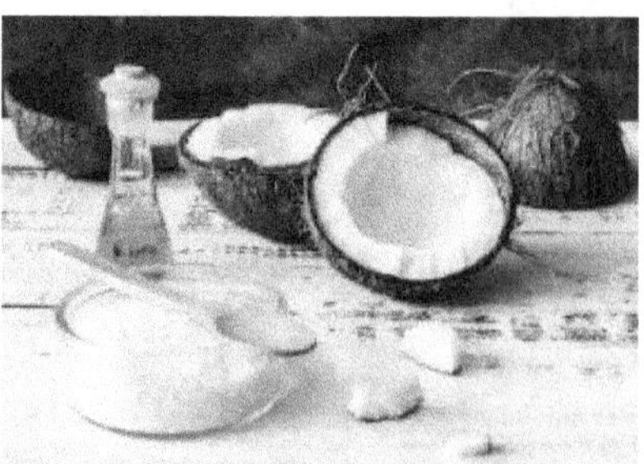

ACEITE DE ALMENDRAS DULCES HECHO EN CASA

Ingredientes:

1 taza de almendras crudas.

Almendras crudas: Son una fuente rica en ácidos grasos saludables y vitamina E, lo que hace que el aceite de almendras sea beneficioso para la hidratación y el cuidado de la piel, así como para suavizar y calmar la piel seca o irritada.

Tostado (opcional): Tostar las almendras intensifica su sabor y facilita la extracción del aceite.

Calentamiento (opcional): Calentar la pasta de almendras ayuda a separar el aceite de los sólidos, permitiendo su extracción.

Preparación:

Comienza por lavar las almendras crudas para eliminar cualquier residuo. Luego, sécalas completamente.

Para intensificar el sabor y facilitar la extracción del aceite, puedes tostar las almendras en una bandeja de horno a 180°C durante 10-15 minutos o hasta que estén doradas. Revuélvelas ocasionalmente para asegurarte de que se tuesten de manera uniforme.

Triturar las almendras: Después de tostarlas, tritura las almendras tostadas en un procesador de alimentos o licuadora hasta obtener una pasta gruesa. Esta pasta se llama "almendra marcona".

Extraer el aceite: Coloca la pasta de almendras en un recipiente adecuado para microondas y caliéntala durante unos segundos, revolviendo ocasionalmente. Esto ayudará a que el aceite de almendras se separe de la pasta.

Colar y almacenar: Usa un colador o una gasa para filtrar el aceite de almendras, separándolo de los sólidos. Almacena el aceite en un recipiente hermético y guárdalo en un lugar fresco y oscuro.

El aceite de almendras dulces casero es versátil y se puede utilizar para el cuidado de la piel, masajes y como aceite portador en aromaterapia. Es conocido por sus propiedades hidratantes y suavizantes para la piel, y es una alternativa natural y beneficiosa para el cuidado personal.

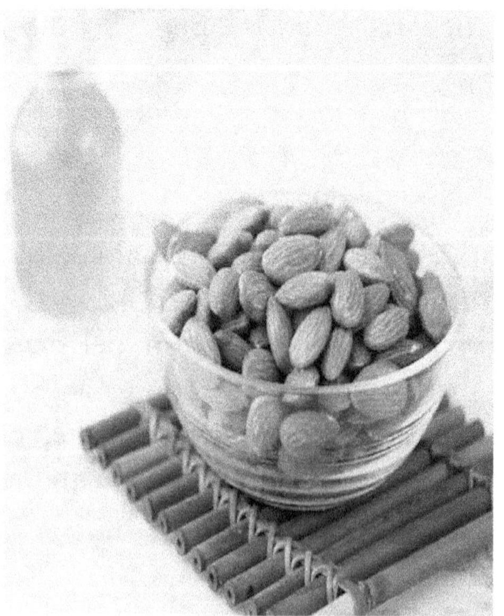
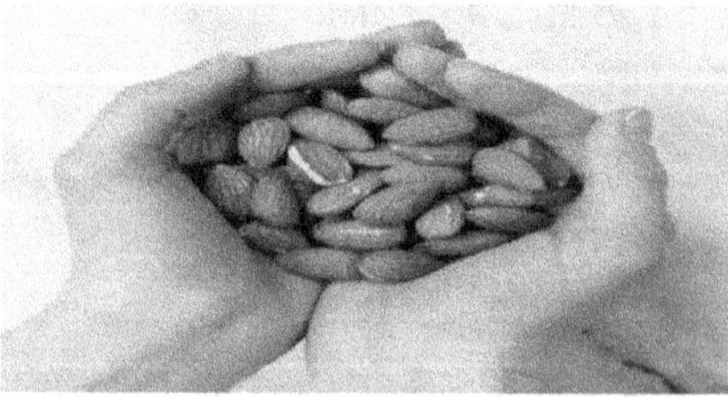
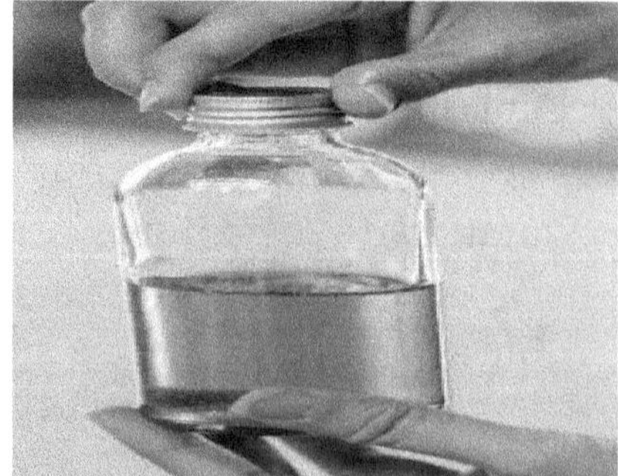

CREMA NATURAL DE CALÉNDULA Y ACEITE DE COCO PARA CICATRICES

Ingredientes:

2 cucharadas de aceite de coco.
1 cucharada de aceite de caléndula.
1 cucharada de aceite de vitamina E (opcional, para hidratación adicional)

EL Aceite de coco proporciona hidratación profunda a la piel, ayudando a reducir la apariencia de cicatrices y promoviendo la regeneración de la piel. El aceite de caléndula tiene propiedades antiinflamatorias y regenerativas, puede ayudar a reducir la apariencia de cicatrices y favorecer la curación de la piel. Aceite de vitamina E (opcional): Contribuye a mantener la piel suave e hidratada, lo que puede ser beneficioso para la apariencia de las cicatrices.

Ingredientes:

En un recipiente apto para microondas, combina el aceite de coco, el aceite de caléndula y, si lo deseas, el aceite de vitamina E. Calienta la mezcla en el microondas durante unos segundos o hasta que los aceites se mezclen bien.
Transfiere la mezcla a un recipiente limpio y guárdala en el refrigerador durante al menos 1 hora para que la crema se endurezca.

Aplicación: Aplica la crema cicatrizante de caléndula y aceite de coco en las cicatrices según sea necesario. Masajea suavemente para ayudar a que la crema se absorba.

Frecuencia: Utiliza la crema casera para cicatrices diariamente o según las necesidades de tu piel para ayudar a reducir la apariencia de las cicatrices.

Esta crema casera de caléndula y aceite de coco es rica en ingredientes que pueden ayudar a reducir la apariencia de cicatrices y promover la regeneración de la piel. La caléndula es conocida por sus propiedades antiinflamatorias y regenerativas, mientras que el aceite de coco proporciona hidratación y el aceite de vitamina E, si lo utilizas, contribuye a mantener la piel suave e hidratada.

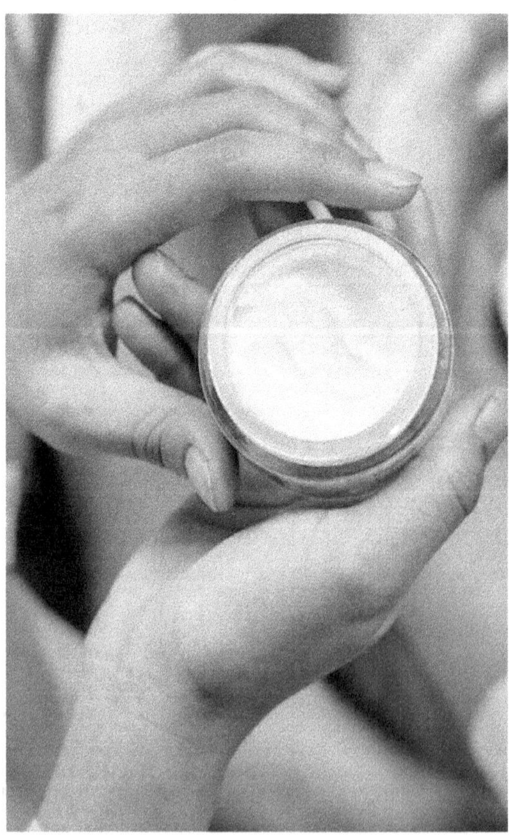

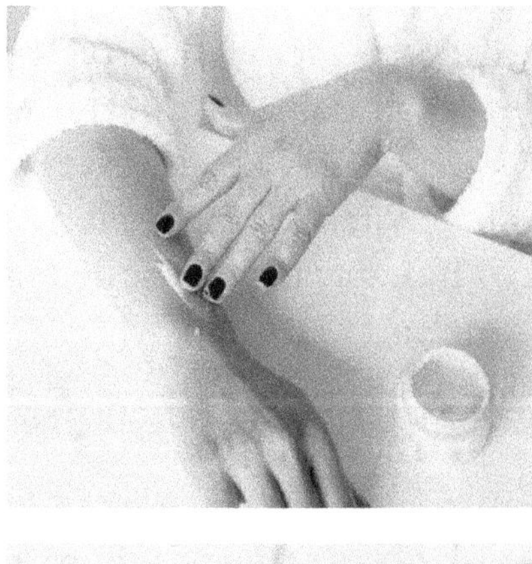

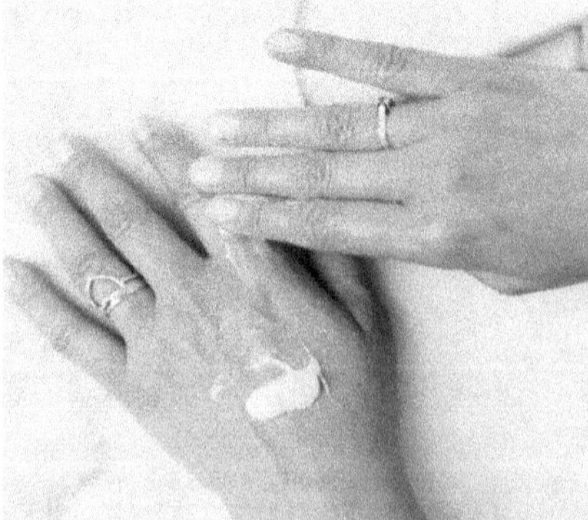

LOCIÓN BRONCEADORA NATURAL DE ZANAHORIA Y ACEITE DE COCO

1/2 taza de aceite de coco virgen.
1/4 taza de aceite de zanahoria (infundido).
2 cucharadas de manteca de cacao.
2 cucharadas de aceite de almendras dulces.
1 cucharadita de aceite de vitamina E (opcional, para una mayor hidratación).

Aceite de coco hidrata y protege la piel, manteniéndola suave y flexible. El aceite de zanahoria (infundido): Puede intensificar el bronceado de la piel de forma natural gracias a los carotenoides presentes en las zanahorias. La manteca de cacao proporciona una fragancia agradable y contribuye a suavizar la piel. El aceite de almendras dulces hidrata y suaviza la piel, manteniéndola saludable. El aceite de vitamina E (opcional): Aporta hidratación adicional y antioxidantes para mantener la piel en buen estado.

Preparación:

Para hacer el aceite de zanahoria infundido, coloca zanahorias secas en un frasco de vidrio y cúbrelo con aceite de almendras dulces. Sella el frasco y colócalo en un lugar soleado durante 1-2 semanas para que el aceite se infunda con el color de las zanahorias.

En un recipiente resistente al calor, derrite la manteca de cacao y el aceite de coco a fuego lento hasta que estén completamente líquidos. Luego, agrega el aceite de zanahoria (el aceite infundido), el aceite de almendras dulces y, si lo deseas, el aceite de vitamina E. Revuelve bien para combinar los ingredientes.

Enfriamiento y almacenamiento: Deja que la mezcla se enfríe a temperatura ambiente y luego transfiere la loción bronceadora a un recipiente limpio y hermético.

Aplicación: Aplica la loción bronceadora de zanahoria y aceite de coco en tu piel antes de la exposición al sol. Masajea suavemente para una aplicación uniforme.

Advertencia: Aunque esta loción puede proporcionar un bronceado natural, no olvides usar protector solar adecuado para proteger tu piel de los daños solares.

Esta loción bronceadora casera combina el aceite de zanahoria infundido, que puede ayudar a intensificar el bronceado de la piel de forma natural, con el aceite de coco que hidrata y protege la piel. La manteca de cacao aporta una agradable fragancia y textura, y el aceite de almendras dulces es suavizante. El aceite de vitamina E, si lo utilizas, proporciona hidratación adicional y antioxidantes. Recuerda siempre utilizar protección solar adecuada cuando te expongas al sol.

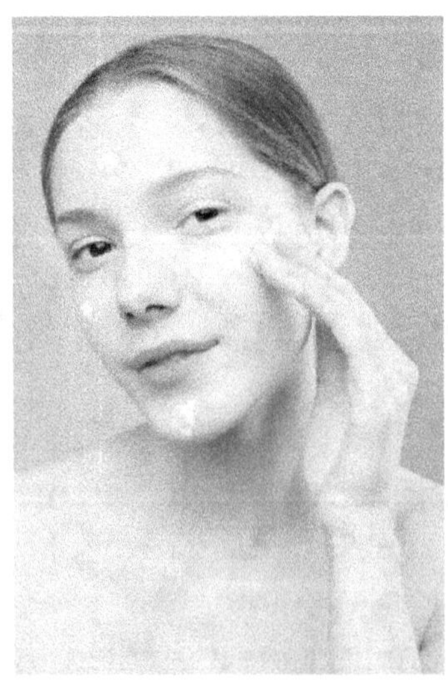

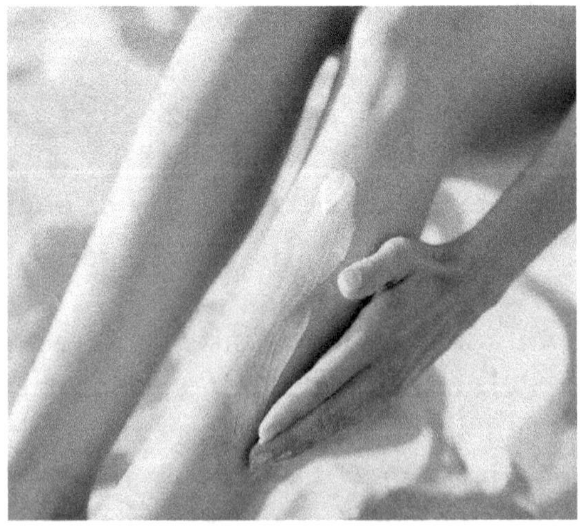

CREMA NATURAL REAFIRMANTE DE CAFÉ Y ACEITE DE COCO

Ingredientes:

1/2 taza de café molido.
1/4 taza de aceite de coco virgen.
1/4 taza de azúcar moreno.
1 cucharada de extracto de vainilla (opcional, para aroma).
5-10 gotas de aceite esencial de cítricos (como naranja o limón, opcional, para aroma y propiedades estimulantes).

Café molido ayuda a estimular la circulación sanguínea, exfoliar la piel y puede mejorar la apariencia de la celulitis. El aceite de coco virgen proporciona hidratación profunda y nutrición a la piel, manteniéndola suave y flexible. Azúcar moreno exfolia suavemente la piel, eliminando las células muertas y mejorando su textura. Extracto de vainilla (opcional): Agrega un agradable aroma y puede tener propiedades relajantes para la piel. Aceite esencial de cítricos (opcional): Aporta un aroma refrescante y puede tener propiedades estimulantes para la piel.

Preparación:

En un tazón, combina el café molido, el aceite de coco, el azúcar morena, el extracto de vainilla y, si lo deseas, el aceite esencial de cítricos. Mezcla bien hasta obtener una pasta espesa y uniforme. Transfiere la crema reafirmante de café y aceite de coco a un recipiente hermético.

Aplicación: Aplica la crema en las áreas propensas a la celulitis con movimientos circulares, masajeando la piel. Esto puede ayudar a estimular la circulación y mejorar la apariencia de la piel. Deja actuar la crema durante unos minutos para que los ingredientes actúen en la piel.

Enjuague: Enjuaga con agua tibia y sécate con palmaditas suaves.

Frecuencia: Puedes utilizar esta crema reafirmante casera de café y aceite de coco unas 2-3 veces por semana como parte de tu rutina de cuidado corporal para ayudar a mejorar la apariencia de la piel en áreas propensas a la celulitis.

El café molido puede ayudar a estimular la circulación y exfoliar la piel, mientras que el aceite de coco proporciona hidratación y el azúcar moreno exfolia suavemente. El extracto de vainilla y el aceite esencial de cítricos, si los utilizas, añaden un agradable aroma y pueden tener propiedades estimulantes para la piel.

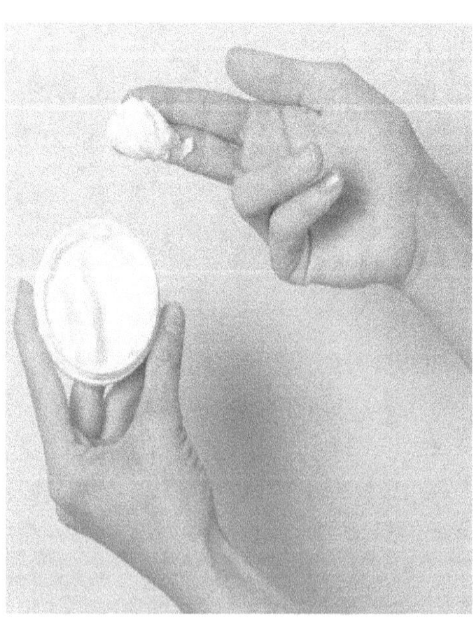
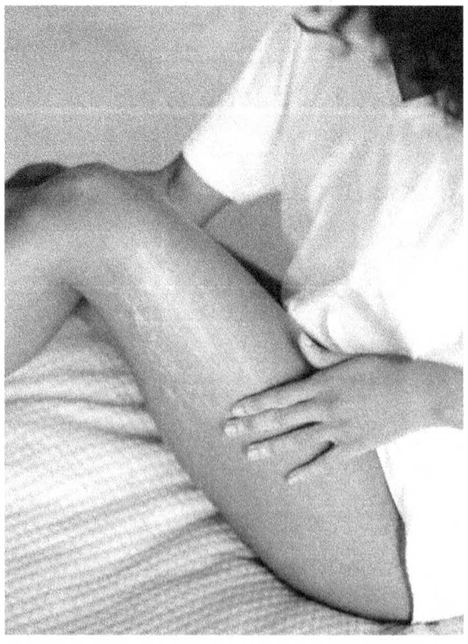

SALES DE BAÑO CASERAS DE LAVANDA Y EUCALIPTO PARA PIES CANSADOS

Ingredientes:

1 taza de sal de Epsom.
1/4 de taza de sal marina gruesa.
10-15 gotas de aceite esencial de lavanda.
10-15 gotas de aceite esencial de eucalipto.
2 cucharadas de flores secas de lavanda (opcional, para decoración y fragancia adicional).

Sal de Epsom ayuda a relajar los músculos y alivia la tensión en los pies. La sal marina gruesa proporciona minerales beneficiosos para la piel y contribuye a la relajación muscular. El aceite esencial de lavanda ofrece un aroma relajante y puede calmar y revitalizar la piel. El aceite esencial de eucalipto proporciona un aroma refrescante y puede ayudar a aliviar la fatiga. Flores secas de lavanda (opcional): Agregan fragancia adicional y un toque de lujo al baño de pies.

Preparación:

En un tazón, combina la sal de Epsom y la sal marina gruesa. Mezcla bien para asegurarte de que estén combinadas. Agrega las gotas de aceite esencial de lavanda y de eucalipto a las sales. Mezcla nuevamente para distribuir uniformemente los aceites esenciales.
Flores secas de lavanda (opcional): Si deseas, agrega las flores secas de lavanda a la mezcla y revuelve.
Transfiere las sales de baño a un frasco hermético o una bolsa

de tela.

Aplicación: Para un baño relajante de pies, agrega un par de cucharadas de estas sales de baño a un recipiente con agua caliente y sumerge tus pies. Disfruta de un relajante baño de pies durante unos 20-30 minutos.

Estas sales de baño caseras de lavanda y eucalipto son ideales para aliviar el cansancio y relajar los pies después de un largo día. La sal de Epsom y la sal marina ayudan a relajar los músculos, mientras que los aceites esenciales de lavanda y eucalipto proporcionan un aroma relajante y refrescante. Las flores secas de lavanda, si las utilizas, añaden una fragancia adicional y una sensación de lujo.

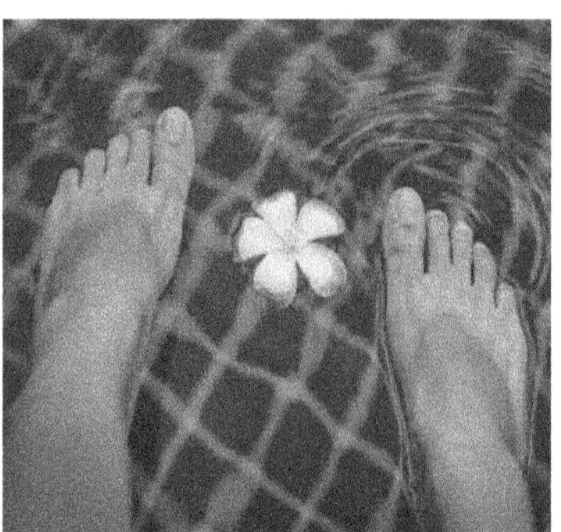

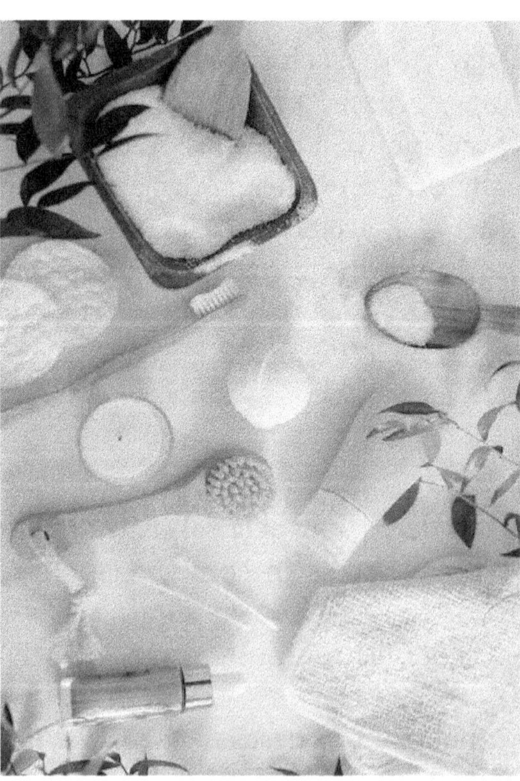

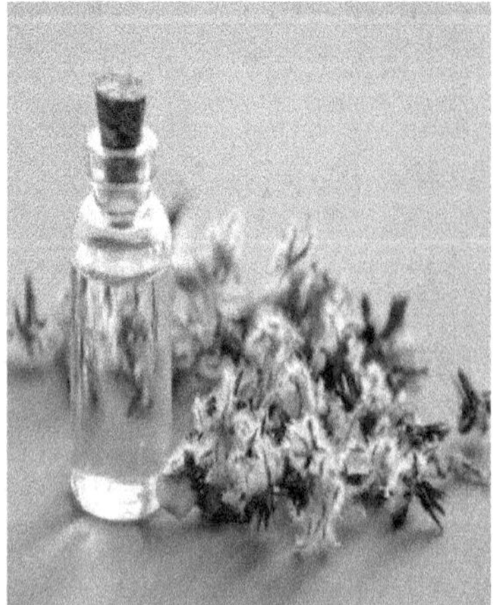

ENJUAGUE BUCAL CASERO DE MENTA PARA UN ALIENTO FRESCO

Ingredientes:

1 taza de agua destilada.
1 cucharadita de hojas secas de menta.
1 cucharadita de hojas secas de hierbabuena.
1 cucharadita de hojas secas de albahaca.
1 cucharadita de bicarbonato de sodio.
5-10 gotas de aceite esencial de menta.
1 cucharadita de xilitol o stevia (opcional, para endulzar).

Agua destilada sirve como base líquida para la mezcla. Las hojas secas de menta y hierbabuena añaden un sabor refrescante y tienen propiedades antibacterianas para combatir el mal aliento. Las hojas secas de albahaca ofrecen propiedades antibacterianas y antiinflamatorias beneficiosas para la salud bucal. El bicarbonato de sodio neutraliza ácidos en la boca y ayuda a prevenir caries y mal aliento. El aceite esencial de menta agrega un fuerte aroma y sabor a menta, además de tener propiedades antibacterianas y refrescantes. Xilitol o stevia (opcional): Aportan dulzura sin contribuir a la formación de caries; la stevia también tiene propiedades antibacterianas.

Preparación:

Calienta la taza de agua destilada hasta que esté tibia, pero no hirviendo. Agrega las hojas secas de menta, hierbabuena y albahaca al agua tibia. Deja que las hierbas se infusionen en el agua durante al menos 15-20 minutos. Esto permitirá que los sabores y beneficios de las hierbas se liberen en el agua.

Luego, cuela la mezcla para separar las hojas y obtener un líquido limpio y aromático.

Añade el bicarbonato de sodio al líquido y mezcla bien hasta que se disuelva completamente. Si optas por endulzar tu enjuague, agrega xilitol o stevia (opcional) y mezcla hasta que se disuelva. Finalmente, agrega las gotas de aceite esencial de menta y remueve nuevamente para asegurar una distribución uniforme del sabor.

Aplicación: Enjuaga tu boca con aproximadamente una cucharada de esta mezcla después de cepillarte los dientes. Asegúrate de enjuagar bien, moviendo el líquido alrededor de tu boca durante al menos 30 segundos antes de escupir. Este enjuague bucal casero de menta puede formar parte de tu rutina de cuidado bucal diario.

Frecuencia: Puedes realizar este enjuague bucal casero cada vez que lo necesites. Al ser fresco y natural, no requiere de un tiempo de almacenamiento prolongado. Prepara la cantidad suficiente para un uso inmediato o guarda en el refrigerador por hasta una semana para mantener la frescura.

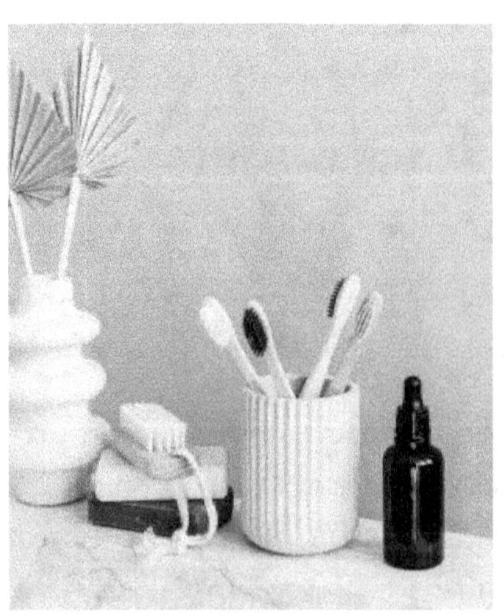
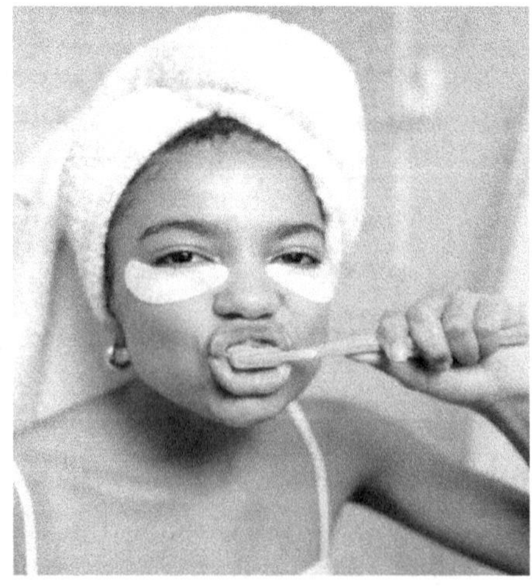

SHAMPOO DE ALOE VERA PARA UN CABELLO SUAVE Y SALUDABLE

Ingredientes:

1 taza de agua destilada.
1 taza de jabón de Castilla líquido (puede ser de aceite de oliva, almendra, etc.).
1 cucharada de gel de aloe vera.
1 cucharadita de aceite esencial de tu elección (lavanda, tea tree, romero, etc.).

Agua destilada proporciona una base líquida para la mezcla y asegura una consistencia adecuada del shampoo. El jabón de castilla líquido un limpiador suave y natural derivado de aceites vegetales, limpia el cabello sin quitar sus aceites naturales, lo que ayuda a mantenerlo hidratado. El gel de aloe vera Acondiciona y suaviza el cabello, al tiempo que calma el cuero cabelludo, el aloe vera también puede ayudar a reducir la caspa y a promover un cuero cabelludo saludable. Aceite esencial agrega un aroma agradable y puede tener beneficios para el cuero cabelludo y el cabello. Por ejemplo, la lavanda es conocida por sus propiedades relajantes, mientras que el aceite de tea tree puede ser beneficioso para el cuero cabelludo propenso a la irritación.

Preparación:

Calienta la taza de agua destilada hasta que esté tibia, pero no hirviendo, en un recipiente, combina el jabón de Castilla líquido con el agua tibia, mezcla bien hasta que ambos ingredientes estén completamente incorporados.

Añade la cucharada de gel de aloe vera a la mezcla y sigue mezclando para asegurar una distribución uniforme.

Incorpora la cucharadita de aceite esencial de tu elección. Mezcla nuevamente para que el aroma se integre de manera adecuada.

Transfiere la mezcla a una botella de shampoo vacía y limpia.

Aplicación: Agita bien antes de cada uso. Aplica una cantidad adecuada de shampoo casero sobre el cabello mojado, masajea suavemente el cuero cabelludo y extiende el producto por toda la longitud del cabello. Enjuaga bien con agua tibia.

Frecuencia: Puedes utilizar este shampoo casero de forma regular, dependiendo de tu tipo de cabello y tus necesidades específicas, en general:

Cabello Normal a Graso: Puedes usar el shampoo casero dos o tres veces por semana, o según sea necesario para controlar la grasa.

Cabello Seco o Tratado Químicamente: Es posible que desees limitar su uso a una vez por semana o incluso menos frecuente, ya que el shampoo casero es suave y no eliminará los aceites naturales en exceso.

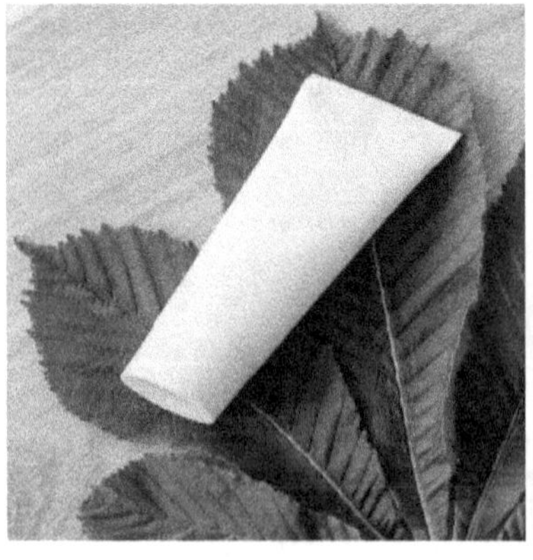
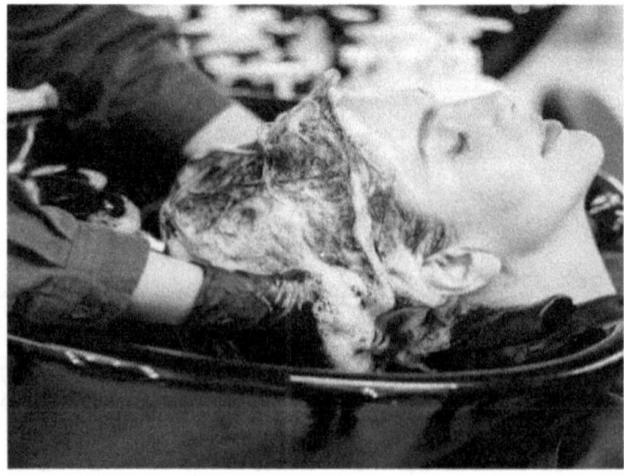

ACEITE DE RICINO PARA CEJAS Y PESTAÑAS PARA QUE CRESCAN SANAS Y FUERTES

Ingredientes:

1 cucharada de aceite de ricino.
1 cucharada de aceite de coco.
1 cápsula de vitamina E.

Aceite de Ricino nutre y fortalece las pestañas y cejas, estimulando el crecimiento. El ceite de coco acondiciona y suaviza, contribuyendo a la salud y brillo del pelo. Vitamina E Actúa como antioxidante, favoreciendo la salud de las pestañas y cejas.

Preparación:

En un recipiente, combina la cucharada de aceite de ricino con la cucharada de aceite de coco. Perfora la cápsula de vitamina E y añade el contenido al recipiente. Mezcla bien.
Transfiere la mezcla a un pequeño frasco oscuro para proteger los ingredientes de la luz.

Aplicación: Aplica una pequeña cantidad de este aceite en las pestañas y cejas utilizando un aplicador limpio o hisopo de algodón todas las noches antes de dormir. Masajea suavemente para asegurar una aplicación uniforme.

Frecuencia: Puedes utilizar este aceite de ricino casero para pestañas y cejas diariamente antes de acostarte para obtener mejores resultados. Adaptar la frecuencia según tus preferencias y necesidades.

Juntos, estos ingredientes naturales nutren, fortalecen y embellecen las pestañas y cejas, proporcionando una solución natural para realzar la belleza de la mirada.
A diferencia de muchos productos comerciales que contienen químicos agresivos, esta receta es completamente natural y libre de aditivos nocivos, proporcionando una alternativa suave y efectiva.

La aplicación diaria de este aceite es sencilla y puede integrarse fácilmente en la rutina nocturna de cuidado personal, contribuyendo a unos resultados notables con un esfuerzo mínimo.

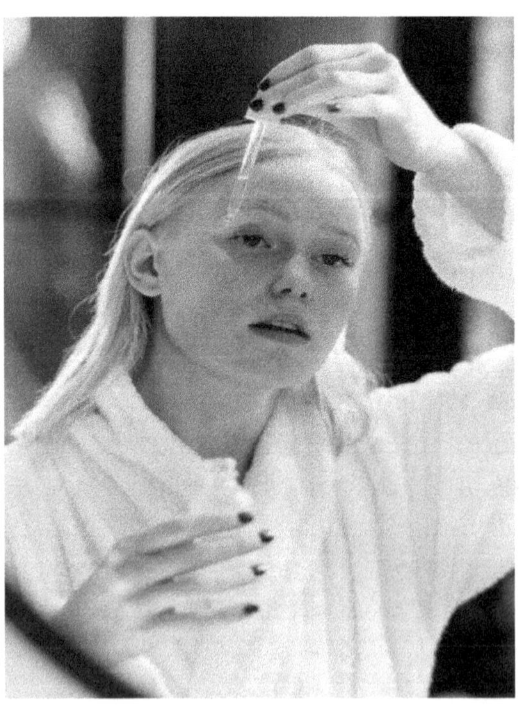

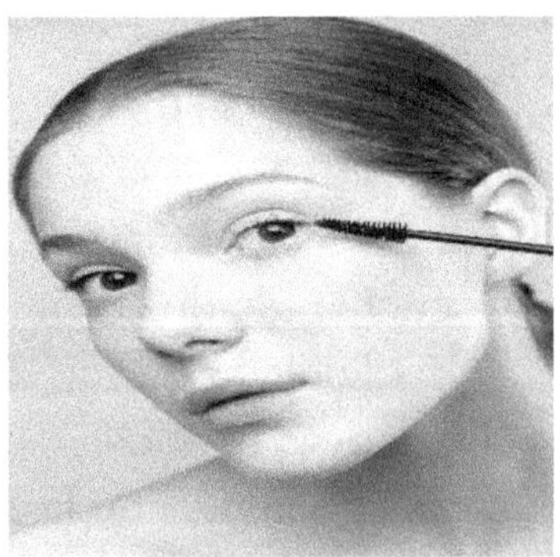

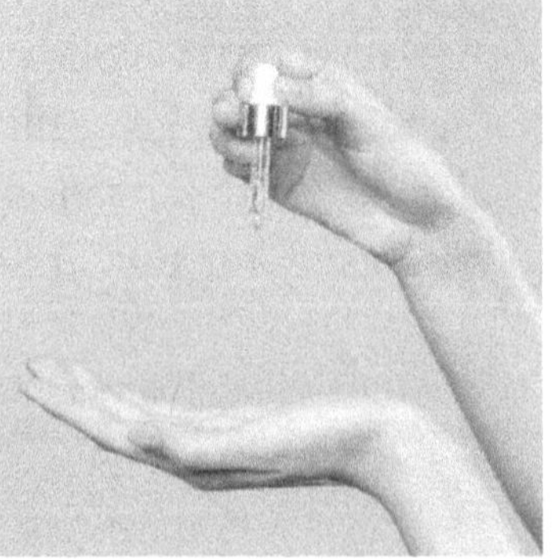

PASTA DE DIENTES DE CARBÓN ACTIVADO PARA UNA SONRISA SALUDABLE

Ingredientes:

2 cucharadas de arcilla de bentonita.
1 cucharadita de carbón activado en polvo.
2 cucharadas de aceite de coco.
10 gotas de aceite esencial de menta.

Arcilla de bentonita ayuda a limpiar y desintoxicar, proporcionando minerales beneficiosos para la salud bucal. El carbón activado en polvo contribuye al blanqueamiento dental natural al absorber las impurezas y manchas. El aceite de coco aporta propiedades antibacterianas y ayuda a mantener las encías saludables. Aceite Esencial de Menta refresca el aliento y proporciona un agradable sabor, además de tener propiedades antibacterianas.

Preparación:

En un tazón, mezcla las 2 cucharadas de arcilla de bentonita con la cucharadita de carbón activado en polvo.
Añade las 2 cucharadas de aceite de coco a la mezcla y remueve hasta obtener una pasta uniforme, agrega 10 gotas de aceite esencial de menta y mezcla nuevamente para incorporar el aroma y los beneficios adicionales.
Transfiere la pasta de dientes casera a un recipiente hermético.

Frecuencia: Puedes utilizar esta pasta de dientes de carbón activado casera todos los días como parte de tu rutina de cuidado bucal. Ajusta la frecuencia según tus preferencias y necesidades.

Utiliza esta pasta de dientes casera de carbón activado como lo harías con cualquier pasta de dientes convencional. Cepíllate los dientes durante al menos dos minutos, dos veces al día.

El carbón activado ayuda a blanquear los dientes de manera natural, mientras que ingredientes como el aceite de coco y la menta promueven la salud bucal. ¡Una alternativa casera y efectiva para una sonrisa más brillante y saludable!

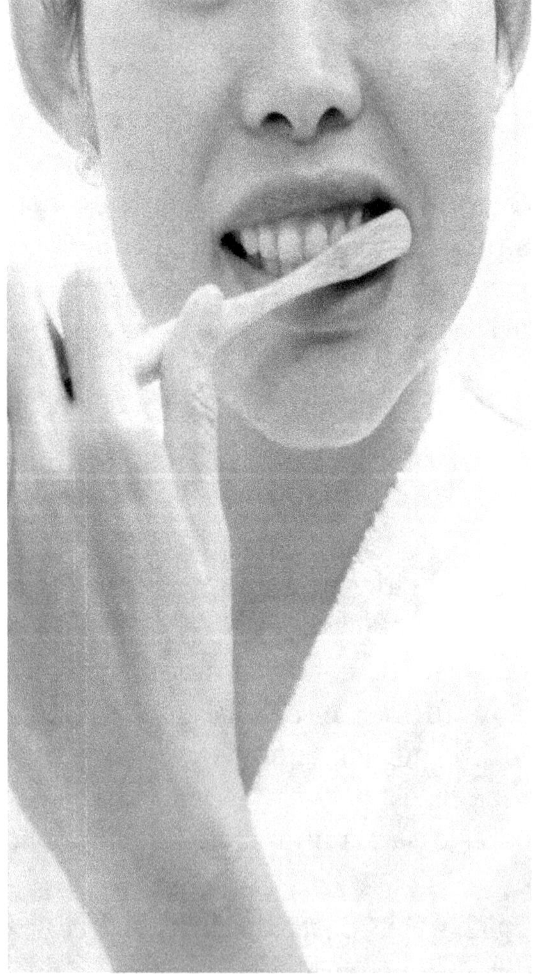

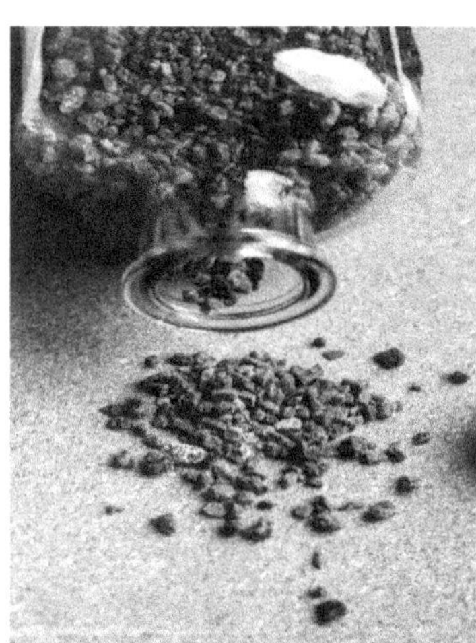

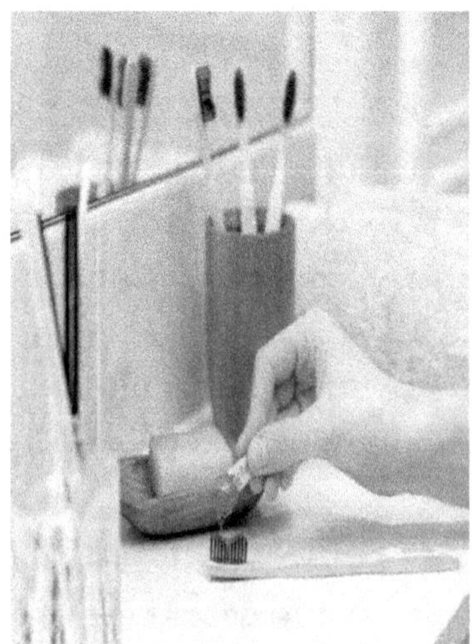

DESODORANTE NATURAL PARA ELIMINAR LOS MALOS OLORES EN LOS PIES

Ingredientes:

2 cucharadas de almidón de maíz.
2 cucharadas de bicarbonato de sodio.
5-10 gotas de aceite esencial de árbol de té.
1/4 taza de polvo de arrurruz.
1/4 taza de aceite de coco.

Almidón de maíz absorbe la humedad, manteniendo los pies secos y evitando la proliferación de bacterias. El bicarbonato de Sodio neutraliza los olores y ayuda a controlar el exceso de sudoración. El aceite esencial de árbol de Té con propiedades antimicrobianas, combate bacterias y hongos que pueden causar malos olores. El polvo de arrurruz absorbe la humedad adicional y proporciona una sensación suave en la piel. Aceite de coco aporta propiedades antibacterianas y antifúngicas, además de ayudar a mantener la piel hidratada.

Preparación:

En un tazón, mezcla las 2 cucharadas de almidón de maíz con las 2 cucharadas de bicarbonato de sodio. Agrega 5-10 gotas de aceite esencial de árbol de té y mezcla bien.
Incorpora gradualmente el polvo de arrurruz y mezcla hasta obtener una consistencia uniforme.
Derrite 1/4 taza de aceite de coco y agrégalo a la mezcla. Revuelve hasta que todos los ingredientes estén bien combinados.

Transfiere la mezcla a un recipiente hermético.

Aplicación: Aplica una pequeña cantidad de este desodorante para pies casero en los pies limpios y secos, especialmente en la zona entre los dedos.

Frecuencia: Utiliza este desodorante para pies diariamente como parte de tu rutina de cuidado personal, especialmente después de bañarte o antes de ponerte calcetines y zapatos cerrados. Ajusta la frecuencia según tus necesidades y preferencias.

Utilizar este desodorante casero puede beneficiarte proporcionando una solución efectiva y natural para mantener la frescura y salud de tus pies.

En resumen, este desodorante para pies no solo aborda problemas comunes como el olor y la humedad, sino que también contribuye a la salud general de tus pies, promoviendo una sensación de frescura, comodidad y bienestar.

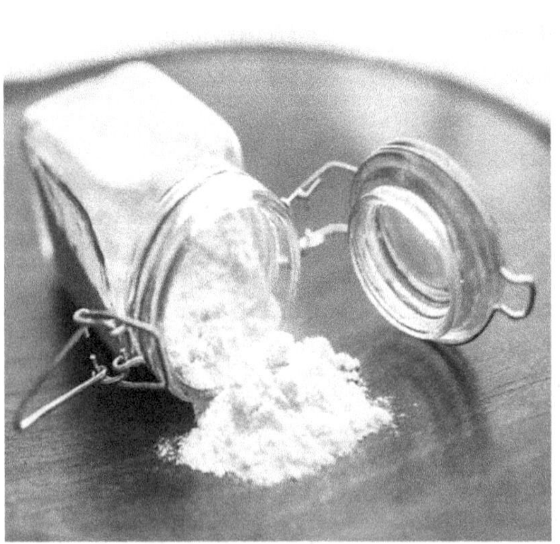

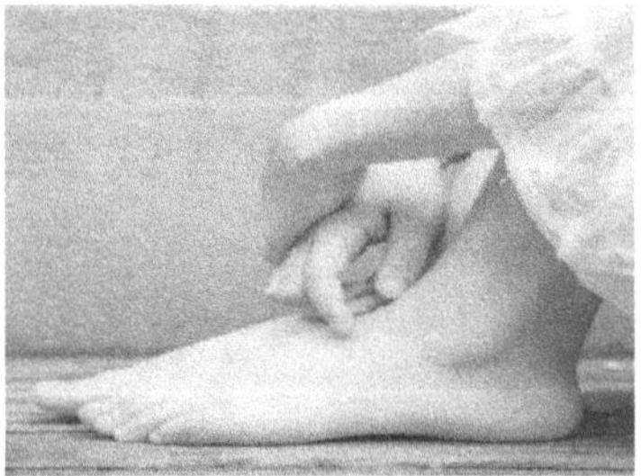

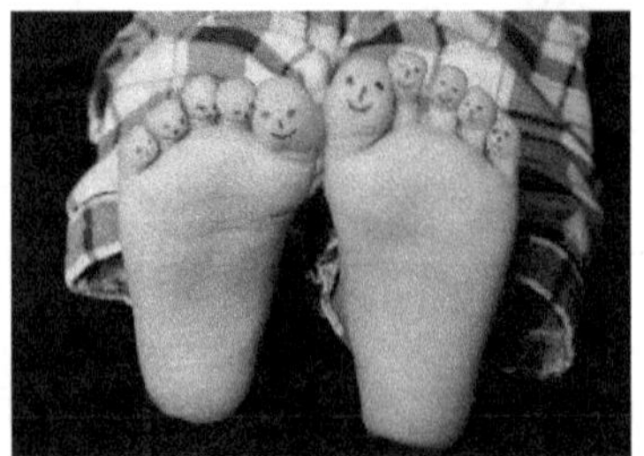

SÉRUM FACIAL CON VITAMINA C PARA UNA PIEL RADIANTE

Ingredientes:

1 cucharadita de vitamina C en polvo.
1 cucharada de ácido hialurónico.
1 cucharada de glicerina vegetal.
1 cucharada de aceite de jojoba.
5 gotas de aceite esencial de rosa mosqueta (opcional).

Vitamina C en polvo ilumina la piel, reduce la hiperpigmentación y combate los radicales libres. El ácido Hialurónico hidrata profundamente y mejora la elasticidad de la piel. La glicerina vegetal actúa como humectante, atrayendo la humedad para mantener la piel suave. El aceite de Jojoba nutre y equilibra la producción de aceite, adecuado para todo tipo de piel. Aceite esencial de rosa mosqueta: (Opcional) para potenciar la regeneración celular y mejorar la textura de la piel.

Preparación:

En un recipiente pequeño, mezcla la cucharadita de vitamina C en polvo con la cucharada de ácido hialurónico hasta que se disuelva, agrega la cucharada de glicerina vegetal y mezcla bien. Incorpora la cucharada de aceite de jojoba y, si lo deseas, las 5 gotas de aceite esencial de rosa mosqueta. Mezcla hasta obtener una consistencia uniforme.

Almacenamiento: Transfiere el sérum a un frasco oscuro para proteger los ingredientes de la luz.

Frecuencia: Usa el sérum diariamente como parte de tu rutina de cuidado facial. Ajusta la frecuencia según tus necesidades y preferencias. Aplica el sérum sobre la piel limpia y seca antes de tu crema hidratante, tanto en la mañana como en la noche.

La vitamina C es conocida por sus propiedades iluminadoras y antioxidantes, mientras que los otros ingredientes naturales nutren la piel. Transforma tu rutina de cuidado facial con este sérum casero para una piel radiante y saludable.

Preparar tu sérum en casa puede resultar más económico a largo plazo en comparación con productos comerciales, ofreciendo beneficios de alta calidad a un costo accesible.

Al incorporar este sérum facial casero en tu rutina, no solo te beneficias de ingredientes naturales y efectivos, sino que también disfrutas de una experiencia personalizada adaptada a las necesidades específicas de tu piel.

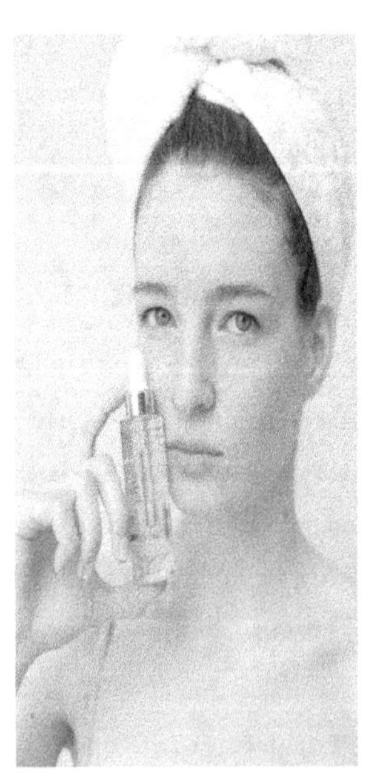
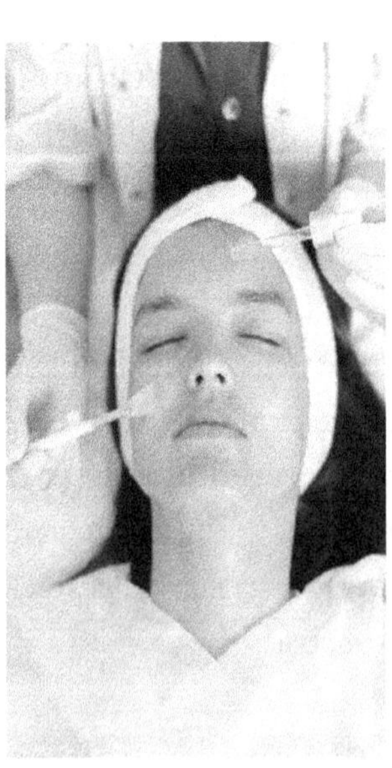
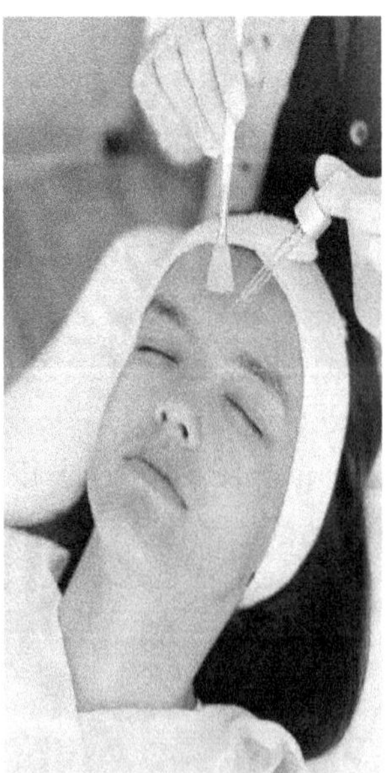

SALES DE BAÑO AROMÁTICAS PARA UNA EXPERIENCIA RELAJANTE

Ingredientes:

1 taza de sal marina o sal de Epsom.
1/2 taza de bicarbonato de sodio.
1/4 taza de aceite de almendras.
10-15 gotas de aceite esencial de lavanda.
1 cucharada de pétalos de flores secas (opcional, para decoración).

Sal Marina o de Epsom ayuda a relajar los músculos, aliviando tensiones y reduciendo la rigidez, tambien contribuye a la eliminación de toxinas a través de la piel, promoviendo una sensación de limpieza. Bicarbonato de Sodio suaviza el agua del baño, proporcionando una sensación de piel más suave y lisa, ayudar a aliviar irritaciones leves de la piel. El aceite de almendras nutre la piel, dejándola hidratada y suave al tacto, contribuye a la protección de la piel contra el daño ambiental. El aceite esencial de lavanda tiene propiedades relajantes, ayuda a reducir el estrés y la ansiedad, favorece un ambiente propicio para conciliar un sueño más tranquilo.
Pétalos de Flores Secas (Opcional): Agregan un aspecto visual atractivo al baño, creando una experiencia más lujosa, aportan una suave fragancia natural al agua del baño.

Preparación:

En un tazón, combina la taza de sal marina o de Epsom con el bicarbonato de sodio.

Agrega el aceite de almendras y mezcla bien para asegurar una distribución uniforme. Incorpora las 10-15 gotas de aceite esencial de lavanda, ajustando según tu preferencia de aroma. Opcionalmente, añade pétalos de flores secas para un toque visual y fragante. Transfiere la mezcla a un frasco hermético para su almacenamiento.

Indicaciones de uso: Sumérgete en la bañera y permítete disfrutar de la fragancia relajante mientras te sumerges en el agua durante al menos 15-20 minutos, para permitir que los ingredientes actúen en tu piel y te brinden una experiencia de relajación completa.

Frecuencia: Puedes disfrutar de este baño de sales aromáticas según tus necesidades y preferencias personales. Puede ser una experiencia semanal para relajarte o ocasionalmente cuando desees un tratamiento de bienestar.

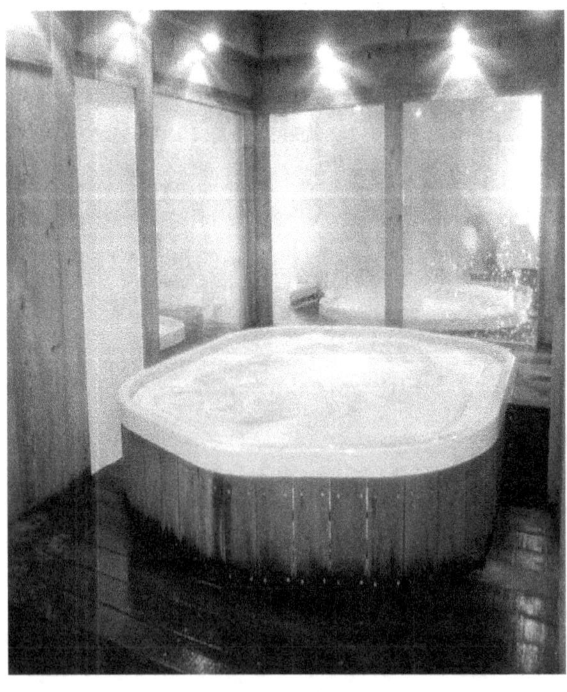
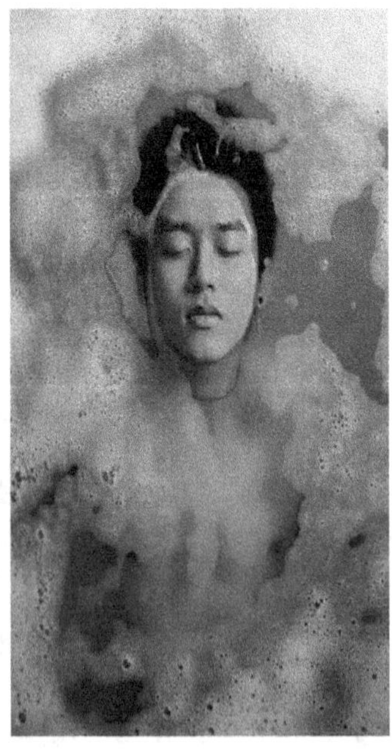

ESMALTE DE UÑAS CASERO CON UN TOQUE PERSONAL

Ingredientes:

2 cucharadas de polvo de sombra de ojos del color deseado.
1/2 cucharadita de polvo de mica (opcional para brillo).
10 ml de esmalte de uñas transparente.
1 pequeña perla de acero inoxidable o canica (para mezclar).

Polvo de sombra de ojos proporciona el color deseado y permite una amplia variedad de opciones cromáticas. Polvo de Mica (Opcional): Agrega brillo y un toque de glamour al esmalte. El esmalte de uñas Transparente actúa como la base del esmalte, proporcionando adhesión y brillo.

Preparación:

Coloca la pequeña perla de acero inoxidable o canica en el fondo del esmalte de uñas transparente para ayudar a mezclar.
Agrega las 2 cucharadas de polvo de sombra de ojos al esmalte.
Agrega 1/2 cucharadita de polvo de mica si deseas añadir brillo.
Cierra bien el esmalte y agita vigorosamente para mezclar los ingredientes.
Deja reposar la mezcla durante al menos 24 horas para permitir que los polvos se mezclen completamente.

Aplicación: Asegúrate de que tus uñas estén limpias y secas antes de aplicar el esmalte casero. Retira cualquier esmalte viejo o residuos de productos anteriores.
Agitar Antes de usar. Antes de cada uso, agita el frasco de

esmalte casero para mezclar los ingredientes y garantizar una aplicación uniforme.

Aplica el esmalte en capas finas para lograr un acabado más suave y duradero. Deja secar cada capa antes de aplicar la siguiente.

Mezcla de Colores: Experimenta mezclando diferentes sombras de ojos para crear colores únicos. Puedes ajustar la intensidad del color según tus preferencias.

Permite que el esmalte se seque completamente entre capa y capa. Si aplicas capas adicionales mientras el esmalte está húmedo, podrías afectar la adherencia y duración.

Para un acabado duradero, considera aplicar un esmalte transparente de acabado una vez que las capas de color estén completamente secas.

Frecuencia: Utiliza este esmalte casero según tus preferencias. Puedes cambiar el color de tus uñas tan a menudo como desees.

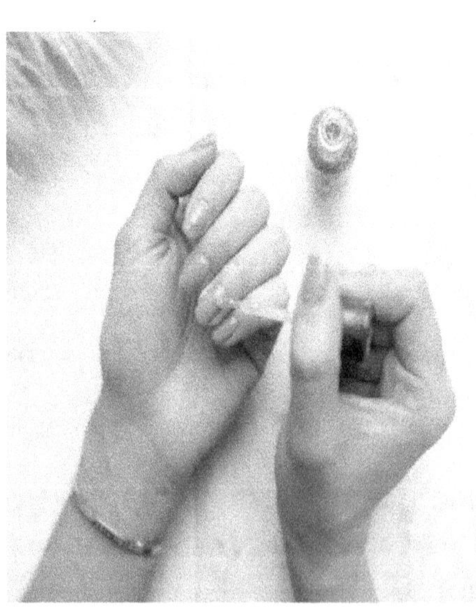
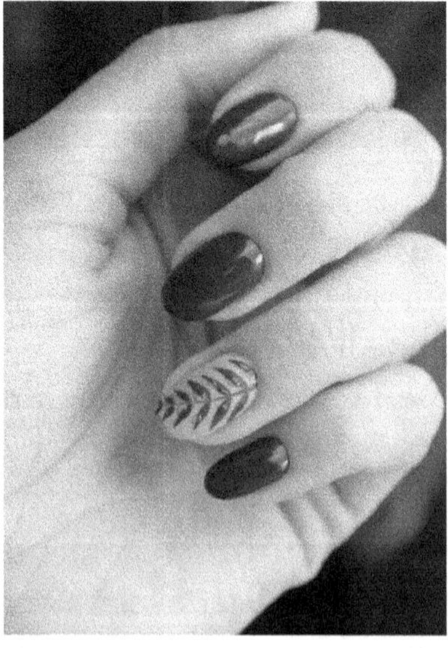

ACEITE DE MASAJE RELAJANTE SIN ELEMENTOS TOXICOS

Ingredientes:

100 ml de aceite portador (almendra, coco, oliva, etc.).
10 gotas de aceite esencial de lavanda.
5 gotas de aceite esencial de manzanilla.
5 gotas de aceite esencial de ylang-ylang.

Aceite Portador nutre la piel, proporcionando hidratación profunda y mejorando la elasticidad. El aceite esencial de lavanda contribuye a reducir el estrés y la ansiedad, promoviendo una sensación general de calma y tranquilidad.
Su aroma suave puede ayudar a inducir el sueño, favoreciendo un descanso más profundo. El aceite esencial de manzanilla tiene propiedades antiinflamatorias y relajantes que ayudan a aliviar la tensión muscular y el malestar. Aceite Esencial de Ylang-Ylang: Favorece un equilibrio emocional, reduciendo el estrés y promoviendo una sensación de bienestar. Se ha asociado con la mejora del estado de ánimo y la reducción de la depresión leve.

Preparación:

En un recipiente, vierte los 100 ml de aceite portador elegido, agrega las 10 gotas de aceite esencial de lavanda, seguidas de las 5 gotas de aceite esencial de manzanilla y de ylang-ylang.
Remueve bien la mezcla para asegurar una distribución uniforme de los aceites esenciales.

Transfiere el aceite de masaje a una botella oscura para

protegerlo de la luz.

Aplicación: Aplica el aceite de masaje relajante sobre la piel y realiza suaves movimientos circulares para aliviar la tensión y promover la relajación.

Frecuencia: Utiliza el aceite de masaje según tus necesidades, ya sea después de un día agotador o como parte de tu rutina de relajación.

Almacenamiento: Guárdalo en un lugar fresco y oscuro para preservar la frescura de los aceites esenciales.

Sumérgete en un oasis de calma con este aceite de masaje relajante hecho en casa. Al incorporar este aceite de masaje relajante en tu rutina, no solo beneficiarás tu piel, sino que también crearás un espacio propicio para la relajación y el bienestar mental.

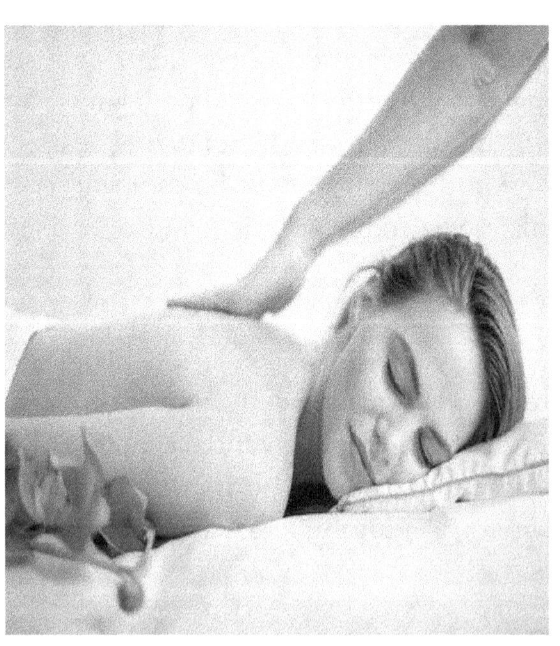
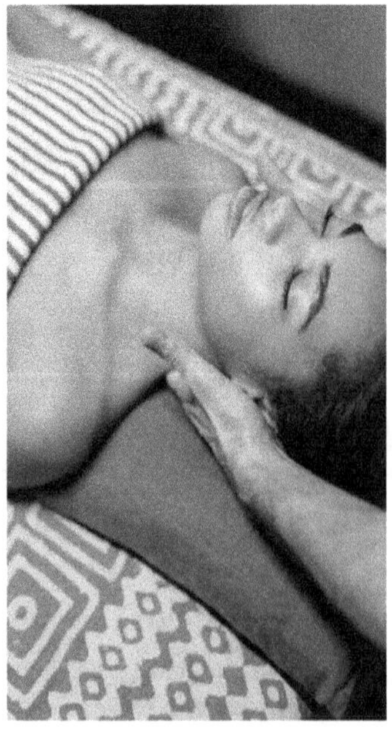

MASCARILLA DE ARCILLA Y VINAGRE DE MANZANA PARA LIMPIAR LOS POROS DE LA PIEL

Ingredientes:

2 cucharadas de arcilla bentonita.
1 cucharada de vinagre de manzana.
1 cucharada de miel cruda.
5 gotas de aceite esencial de árbol de té (opcional).

Arcilla bentonita absorbe impurezas y toxinas de la piel, ayudando a limpiar los poros, regula la producción de grasa, adecuada para pieles grasas y mixtas. El vinagre de manzana ayuda a tonificar la piel y cerrar los poros, dejando una tez más suave, restaura el equilibrio del pH de la piel, promoviendo un cutis saludable. La miel cruda ofrece hidratación a la piel, manteniéndola suave y nutrida, qyuda a combatir las bacterias y a prevenir brotes de acné. Aceite Esencial de Árbol de Té (Opcional): Contribuye a combatir las imperfecciones y proporciona propiedades antimicrobianas.

Preparación:

En un tazón no metálico, mezcla las 2 cucharadas de arcilla bentonita con el vinagre de manzana, agrega la cucharada de miel cruda y mezcla hasta obtener una pasta uniforme.
Opcionalmente, añade 5 gotas de aceite esencial de árbol de té y mezcla bien.

Aplicación: Aplica la mascarilla sobre la piel limpia y seca, evitando el área de los ojos y la boca, deja actuar la mascarilla

durante 15-20 minutos o hasta que esté seca.
Enjuaga con agua tibia y aplica tu crema hidratante habitual.

Frecuencia: Utiliza la mascarilla de arcilla una vez por semana para mantener la piel limpia y revitalizada.

Almacenamiento: Guarda los ingredientes restantes en un lugar fresco y oscuro para preservar su frescura.

Disfruta de una piel más limpia y poros revitalizados con esta mascarilla de arcilla que puedes hacer fácilmente en casa. Utilizar esta mascarilla de arcilla ofrece múltiples beneficios para la piel, desde la limpieza profunda de los poros hasta la hidratación y nutrición, contribuyendo a una tez más saludable y radiante.

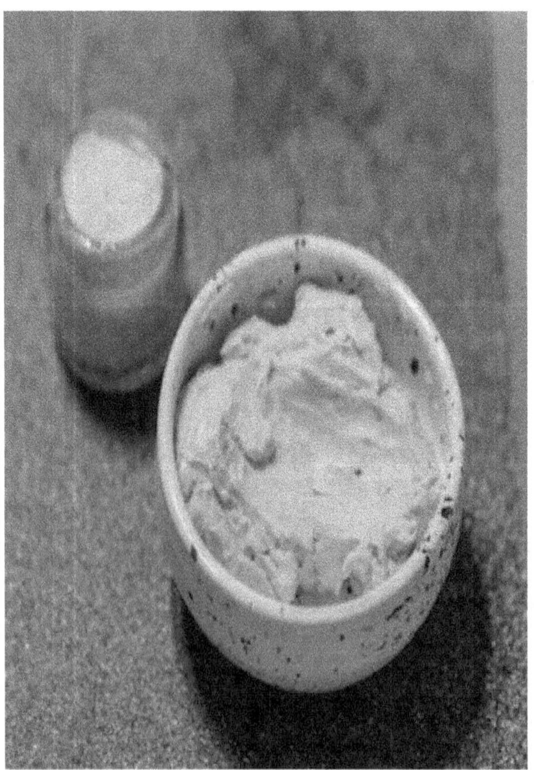

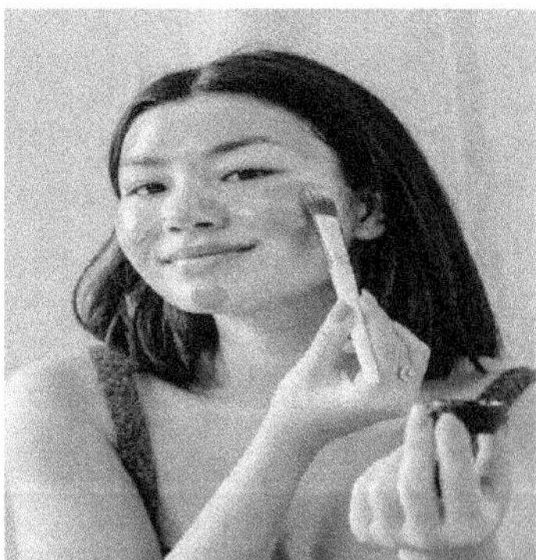

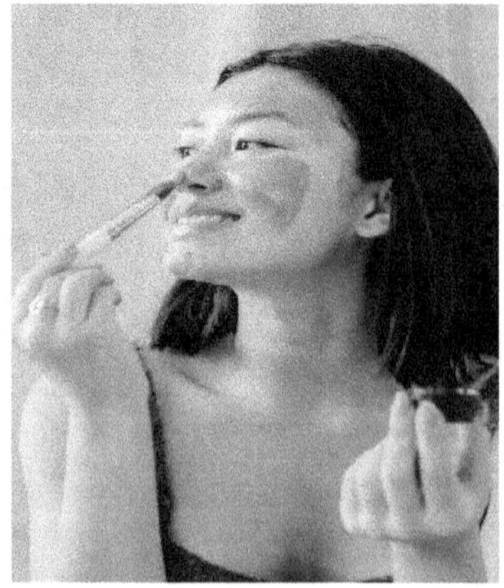

CÓMO HACER POLVO DENTAL REMINERALIZANTE EN CASA

Ingredientes:

3 cucharadas de arcilla de bentonita.
1 cucharada de polvo de cáscara de huevo.
1 cucharada de bicarbonato de sodio.
1 cucharadita de xilitol (opcional para el sabor).
10 gotas de aceite esencial de menta.

Arcilla de bentonita absorbe toxinas y ayuda a limpiar los dientes, aporta minerales esenciales para la salud dental. El polvo de cáscara de huevo, es rica en calcio, contribuye a la remineralización dental y fortalecimiento del esmalte. El bicarbonato de sodio elimina manchas y placa dental, dejando los dientes más limpios. El aceite Esencial de Menta proporciona un sabor refrescante y ayuda a combatir bacterias en la boca. Xilitol (Opcional): Agrega un toque de dulzura al polvo dental sin causar caries, gracias a sus propiedades no cariogénicas.

Preparación:

En un tazón no metálico, mezcla las 3 cucharadas de arcilla de bentonita con la cucharada de polvo de cáscara de huevo y la cucharadita de bicarbonato de sodio, agrega el xilitol si decides utilizarlo y mezcla bien los ingredientes secos.
Agrega 10 gotas de aceite esencial de menta y mezcla hasta obtener una consistencia uniforme. Transfiere el polvo dental a un frasco limpio y seco para su almacenamiento.

Aplicación: Moja tu cepillo de dientes y sumérgelo en el polvo dental. Cepilla tus dientes como lo harías normalmente, enjuaga y disfruta de una sonrisa naturalmente saludable.

Frecuencia: Utiliza este polvo dental remineralizante dos veces al día como parte de tu rutina de cuidado bucal, al poder ajustar los ingredientes según tus preferencias, puedes personalizar tu rutina de cuidado bucal para adaptarla a tus necesidades específicas.

Almacenamiento: Guarda el polvo dental en un lugar seco y fresco para preservar su frescura.

Cuida de tu sonrisa de manera natural con este polvo dental, la preparación de tu propio polvo dental es una opción más sostenible y respetuosa con el medio ambiente, al evitar envases plásticos y reducir residuos.

Al utilizar este polvo dental remineralizante, no solo estás cuidando de tus dientes y encías, sino que también te beneficias de una alternativa natural y personalizada para mantener una sonrisa saludable. ¡Sonríe con confianza

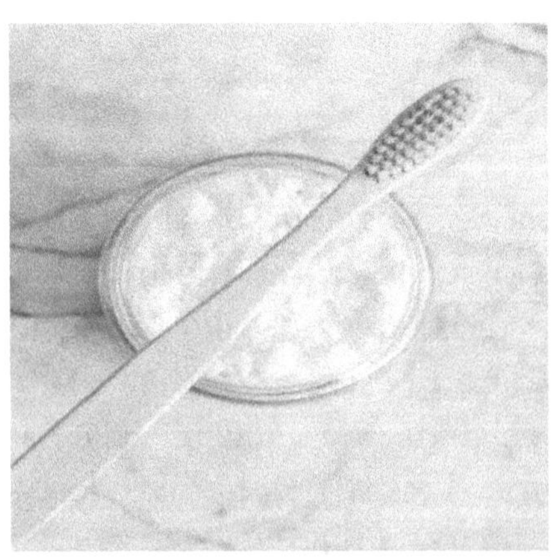
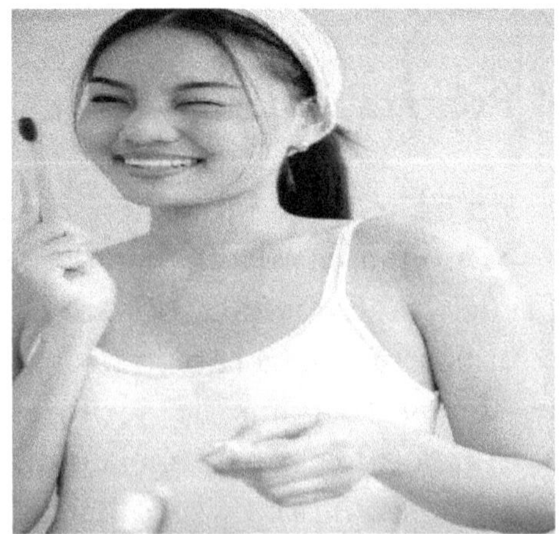

QUERATINA DE ALOE VERA PARA NUTRIR Y FORTALECER TU CABELLO

Ingredientes:

2 cucharadas de gel de aloe vera.
1 cucharada de aceite de coco.
1 huevo.
1 cucharadita de miel.
1 cucharadita de vinagre de sidra de manzana.
5 gotas de aceite esencial de jojoba (opcional).

Aloe vera hidratación profunda penetra en la cutícula capilar, proporcionando hidratación y suavidad. El aceite de coco es rico en ácidos grasos, nutre el cabello, ayudando a mejorar su salud general. El huevo contiene proteínas y nutrientes esenciales para fortalecer y reparar la estructura capilar. La miel aporta brillo y ayuda a suavizar el cabello. El vinagre de sidra de manzana restaura el equilibrio del pH del cuero cabelludo y las hebras capilares. Aceite Esencial de Jojoba (Opcional): Aporta brillo adicional y promueve la salud del cuero cabelludo.

Preparación:

En un tazón, mezcla las 2 cucharadas de gel de aloe vera con la cucharada de aceite de coco, agrega el huevo y mezcla bien hasta obtener una consistencia uniforme. Incorpora la cucharadita de miel y el vinagre de sidra de manzana, continuando mezclando. Opcionalmente, añade 5 gotas de aceite esencial de jojoba para un toque de aroma y brillo adicional.

Aplicación: Aplica la queratina casera sobre el cabello seco y peinado, asegurándote de cubrir todas las hebras. Deja actuar la mezcla durante 30-60 minutos.

Lavado: Lava tu cabello con tu champú habitual y acondiciona según lo necesario.

Frecuencia: Utiliza esta queratina casera una vez por semana para mantener tu cabello nutrido y saludable. Puedes ajustar la frecuencia de uso y los ingredientes según las necesidades específicas de tu cabello, personalizando así tu rutina de cuidado capilar.

Almacenamiento: Guarda los ingredientes restantes en un lugar fresco y oscuro para preservar su frescura.

Utilizar esta queratina casera regularmente ayuda a mantener la salud y vitalidad del cabello, previniendo daños y mejorando su apariencia general.
Al incorporar esta queratina casera en tu rutina capilar, estás brindando a tu cabello una atención personalizada, nutrición profunda y reparación, contribuyendo a una melena radiante y saludable.

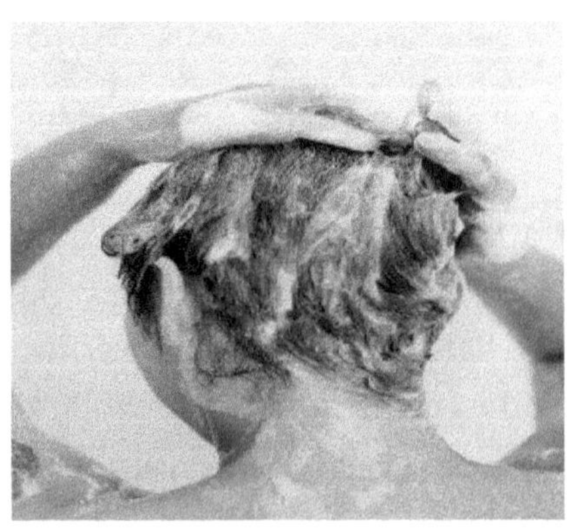
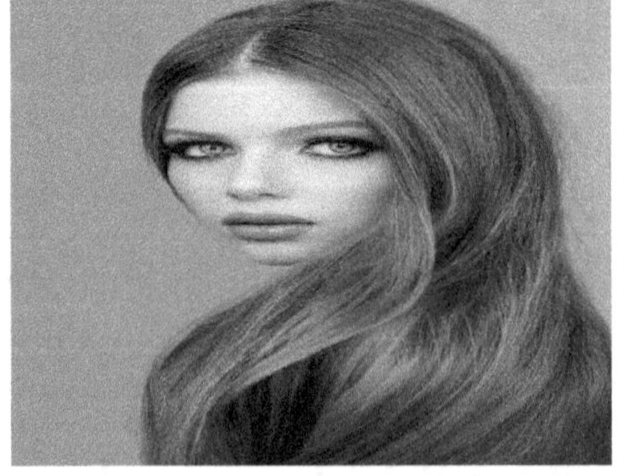

BLANQUEADOR DENTAL DE FRESAS PARA UNOS DIENTES MAS BRILLANTES

Ingredientes:

2 fresas maduras.
1 cucharadita de bicarbonato de sodio.
1 cucharadita de aceite de coco (opcional).
1 cucharadita de jugo de limón.

Fresas contiene ácido málico que puede ayudar a blanquear los dientes de forma natural. El bicarbonato de sodio ayuda a eliminar manchas superficiales y a blanquear los dientes. El jugo de limón contiene ácido cítrico, que puede ayudar a aclarar los dientes. Aceite de Coco (Opcional): Contribuye a la salud bucal y puede agregar un sabor agradable.

Preparación:

Tritura las 2 fresas maduras en un tazón hasta obtener un puré, agrega 1 cucharadita de bicarbonato de sodio al puré de fresas y mezcla bien, exprime 1 cucharadita de jugo de limón en la mezcla y revuelve hasta obtener una pasta uniforme. Opcionalmente, agrega 1 cucharadita de aceite de coco y mezcla nuevamente.

Aplicación: Aplica la pasta sobre tus dientes con un cepillo de dientes suave o con los dedos. Deja actuar la mezcla en tus dientes durante 1-2 minutos, enjuaga bien tu boca con agua.

Frecuencia: Utiliza este blanqueador dental de fresas una vez por semana para mantener tu sonrisa radiante.

Es importante utilizar este blanqueador dental de fresas con moderación para evitar posibles efectos adversos en los dientes y encías. A pesar de que los ingredientes son naturales, algunos de ellos pueden tener propiedades ácidas que, en exceso, podrían afectar el esmalte dental.

Presta atención a la sensibilidad dental. Si experimentas sensibilidad después de usar el blanqueador, reduce la frecuencia o consulta a tu dentista

Almacenamiento: Prepara la cantidad justa para cada aplicación, ya que esta receta es mejor cuando es fresca, guardala en un lugar en donde no caigan los rayos del sol, para mantener su frescura.

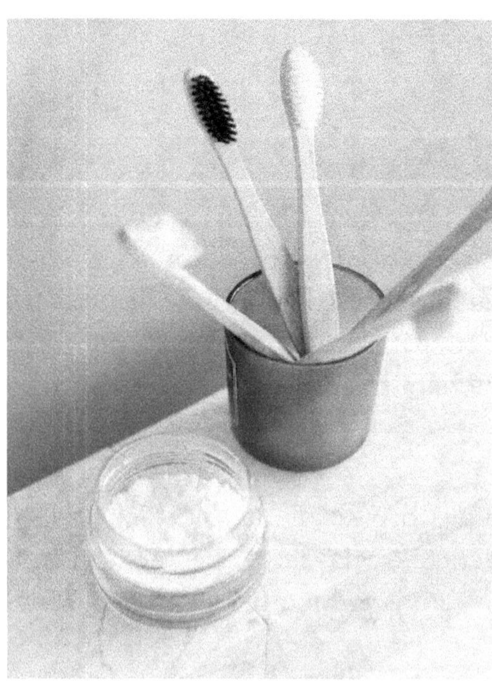

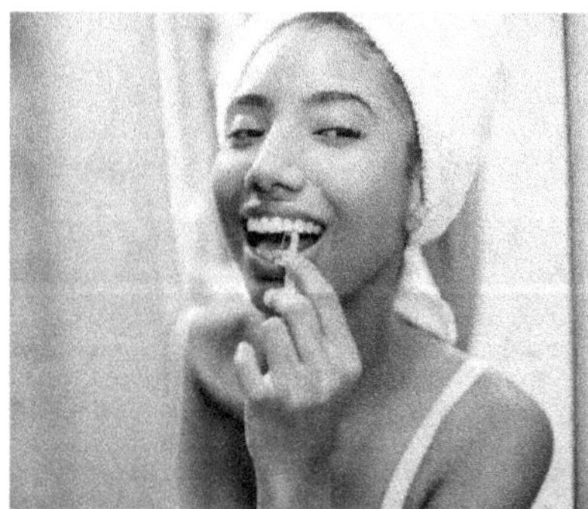

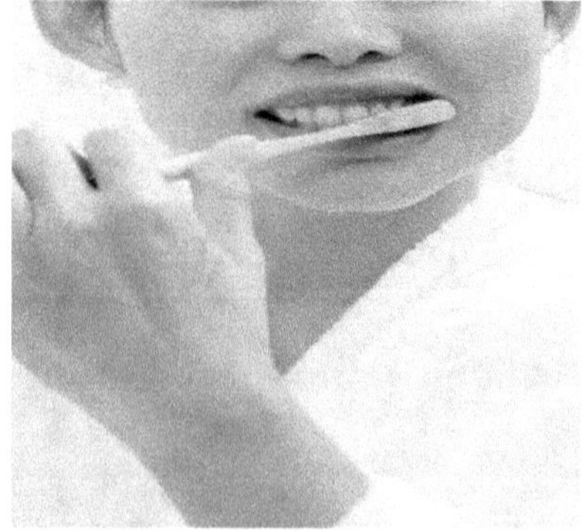

JABÓN DE GLICERINA CON ACEITE ESENCIAL ECHO EN CASA

Ingredientes:

1 pastilla de glicerina (aproximadamente 250g).
10-15 gotas de aceite esencial de tu elección (lavanda, naranja, eucalipto, etc.).
Colorante natural (opcional).
Moldes para jabón.

Glicerina la glicerina es conocida por sus propiedades hidratantes, dejando la piel suave y nutrida. El aceite esencial agrega un delicioso aroma al jabón y puede proporcionar beneficios terapéuticos según el aceite esencial elegido.

Preparación:

Corta la pastilla de glicerina en trozos pequeños para facilitar la fusión. Derrite la glicerina en un recipiente resistente al calor usando la técnica de baño María o en el microondas, si deseas agrega colorante natural a la glicerina derretida y mezcla bien.
Espera a que la glicerina se enfríe ligeramente y luego incorpora 10-15 gotas de tu aceite esencial preferido. Mezcla bien. Vierte la mezcla en los moldes para jabón.
Deja que el jabón se enfríe y solidifique completamente, desmolda los jabones y ¡listo para usar!

Aplicación: Al igual que con cualquier jabón, evita que entre en contacto directo con los ojos. Enjuaga con agua abundante si esto ocurre.

Si tienes piel sensible o alergias, realiza una prueba en una pequeña área de la piel antes de usar el jabón de manera regular para asegurarte de que no haya reacciones adversas. Después de aplicar el jabón, asegúrate de enjuagar completamente para eliminar cualquier residuo y mantener la piel limpia.

Almacenamiento: Guárdalos en un lugar fresco y seco para preservar su calidad y aroma.

Recuerda que cada persona tiene necesidades y reacciones cutáneas diferentes, así que ajusta el uso del jabón según tu comodidad y las necesidades de tu piel.

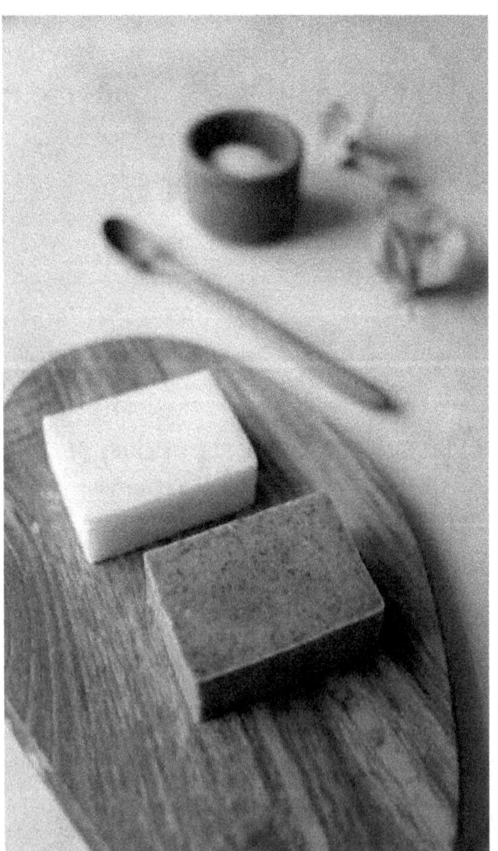

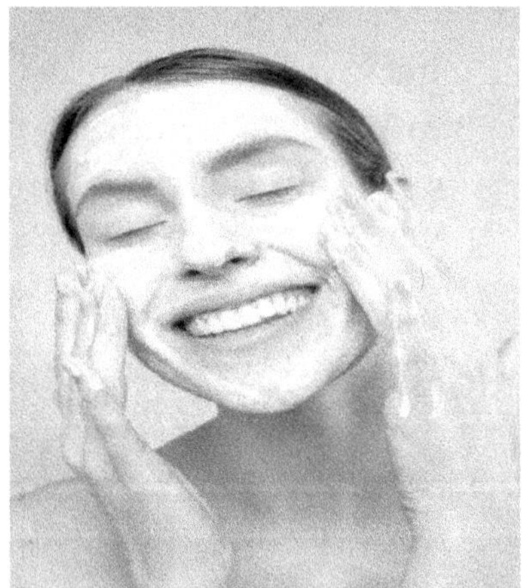

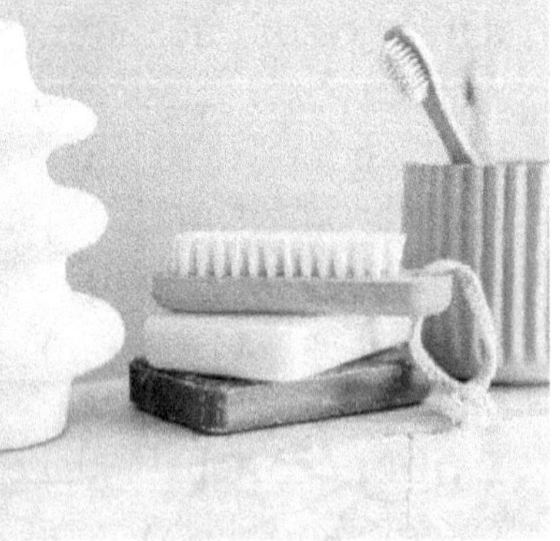

GEL DE ALOE VERA PARA OJOS CANSADOS

Ingredientes:

2 cucharadas de gel de aloe vera puro.
1 cucharada de agua de rosas.
1 cucharadita de aceite de almendras.
1 bolsa de té de manzanilla (opcional).

Aloe vera ayuda a reducir la inflamación y proporciona hidratación. El agua de rosas calma y refresca los ojos, reduciendo la sensación de cansancio. El aceite de Almendras aporta hidratación adicional, especialmente beneficioso para la piel delicada alrededor de los ojos. Té de Manzanilla (Opcional): la manzanilla puede proporcionar alivio adicional para ojos cansados y ayudar a reducir la hinchazón.

Preparación:

Mezcla 2 cucharadas de gel de aloe vera puro con 1 cucharada de agua de rosas en un recipiente, agrega 1 cucharadita de aceite de almendras a la mezcla y revuelve bien.
Si decides usar té de manzanilla, sumerge una bolsa de té en agua caliente durante unos minutos. Deja que se enfríe antes de agregarlo a la mezcla, guarda el gel en un recipiente limpio y hermético.

Aplicación: Aplica una pequeña cantidad del gel en tus párpados cerrados y masajea suavemente. Puedes usarlo en cualquier momento del día para un descanso rápido.

Antes de aplicar el gel, asegúrate de que la zona alrededor de los ojos esté limpia y libre de maquillaje, puedes utilizar un desmaquillante suave o agua micelar para limpiar la piel.

Deja que el gel se absorba completamente antes de abrir los ojos. Esto puede llevar unos minutos, durante los cuales puedes relajarte y disfrutar del efecto refrescante.

Almacenamiento: Guárdalo en el refrigerador para una sensación aún más refrescante, asegúrate de que el recipiente esté limpio y bien cerrado.

Frecuencia: Puedes utilizar este gel tantas veces como desees para obtener alivio, pero evita el contacto directo con los ojos.

Esta receta es una alternativa natural y suave para el cuidado ocular, evitando ingredientes químicos agresivos presentes en algunos productos comerciales. El gel de aloe vera proporciona un alivio inmediato a los ojos cansados, ayudando a reducir la sensación de fatiga y pesadez.

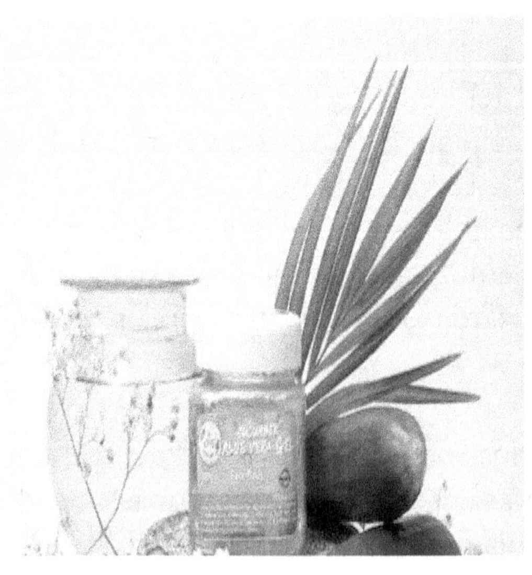
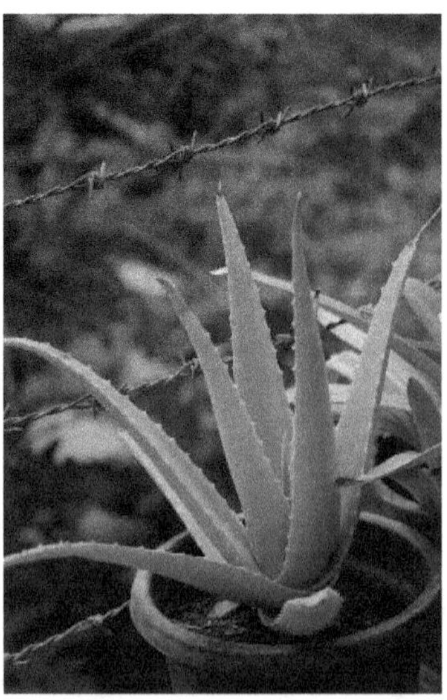

CREMA REPARADORA NATURAL PARA UÑAS QUEBRADIZAS

Ingredientes:

1 cucharada de manteca de karité.
1 cucharada de aceite de coco.
1 cucharadita de aceite de ricino.
1 cucharadita de vitamina E (opcional).
5 gotas de aceite esencial de lavanda (opcional).

Manteca de karité nutre las uñas y cutículas, proporcionando una hidratación profunda. El aceite de coco ayuda a fortalecer las uñas y previene la sequedad. El aceite de ricino estimula el crecimiento saludable de las uñas y cutículas. Vitamina E (Opcional): Ayudar a proteger las uñas y cutículas de los daños causados por los radicales libres. El aceite esencial de lavanda (Opcional): Agrega un aroma relajante y puede tener propiedades calmantes para las uñas y la piel circundante.

Preparación:

Derrite la manteca de karité y el aceite de coco en un recipiente resistente al calor usando la técnica de baño María o en el microondas. Agrega el aceite de ricino y mezcla bien los ingredientes, si decides usar vitamina E, agrégala a la mezcla y revuelve.

Opcional: Agrega el aceite esencial de lavanda para un toque aromático y calmante, transfiere la mezcla a un recipiente limpio y hermético.

Aplicación: Antes de aplicar la crema, asegúrate de que tus uñas estén limpias y libres de esmalte, puedes usar un quitaesmalte suave si es necesario.
Toma una pequeña cantidad de la crema reparadora y aplícala sobre tus uñas y cutículas, no es necesario usar una gran cantidad, ya que la crema es rica y nutritiva.

Masajea suavemente la crema en tus uñas y cutículas utilizando movimientos circulares. Este masaje no solo ayuda a que la crema se absorba, sino que también mejora la circulación alrededor de las uñas.

Frecuencia: Aplicar la crema antes de acostarte puede ser especialmente beneficioso, ya que permite que los ingredientes actúen durante la noche, cuando las uñas tienen tiempo para absorber los nutrientes.
Puedes usar la crema reparadora diariamente para obtener mejores resultados.

Con el uso regular, puedes experimentar uñas más fuertes, saludables y visualmente mejoradas, al cuidar tus uñas no solo mejoras su apariencia, sino que también contribuyes al bienestar general de tus manos y cutículas.

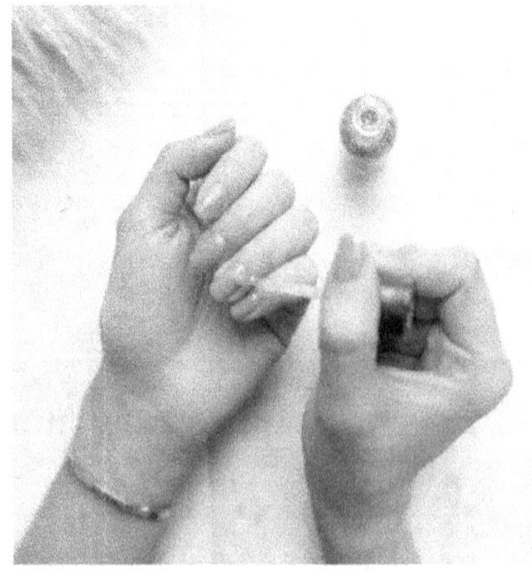
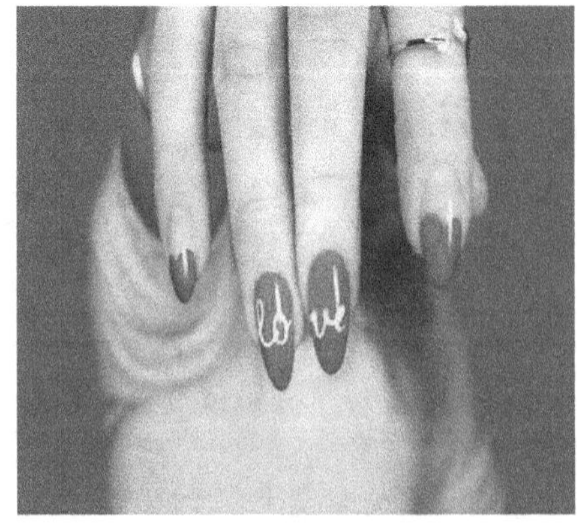

DESODORANTE CASERO LIBRE DE QUÍMICOS

Ingredientes:

3 cucharadas de bicarbonato de sodio.
3 cucharadas de almidón de maíz.
3 cucharadas de aceite de coco.
10 gotas de aceite esencial de tu elección (lavanda, árbol de té, limón, etc.).

Bicarbonato de sodio controla los olores causados por las bacterias, manteniendo las axilas frescas. El almidón de maíz ayuda a absorber la humedad, manteniendo las axilas secas. El aceite de coco aporta hidratación a la piel y ayuda a que la mezcla tenga una consistencia suave. Aceite Esencial (Opcional): Agrega un toque aromático y puede tener propiedades antibacterianas.

Preparación:

En un recipiente, mezcla el bicarbonato de sodio y el almidón de maíz, añade el aceite de coco derretido a la mezcla y remueve hasta lograr una pasta uniforme.
Agrega el aceite esencial de tu elección y mezcla nuevamente, transfiere la mezcla a un recipiente limpio y hermético.

Aplicacion: Asegúrate de que tus axilas estén limpias y secas antes de aplicar el desodorante, aplica una pequeña cantidad de desodorante natural en tus axilas. No es necesario usar una gran cantidad, ya que la fórmula es altamente efectiva, distribuye el desodorante de manera uniforme en ambas axilas. Puedes usar las yemas de tus dedos para asegurarte de que se aplique de manera suave.

Evita aplicar el desodorante sobre la piel irritada o recién afeitada para evitar molestias. La fórmula está diseñada para no dejar manchas.

Almacenamiento: Guarda el desodorante en un lugar fresco y seco para preservar su consistencia.

Frecuencia: Puedes usarlo diariamente como parte de tu rutina de cuidado personal.

Al hacer tu propio desodorante, evitas la exposición a químicos agresivos como parabenos, aluminio y fragancias artificiales presentes en algunos desodorantes comerciales.

Todos los ingredientes utilizados son naturales y comunes, lo que te permite conocer exactamente lo que estás aplicando en tu piel.

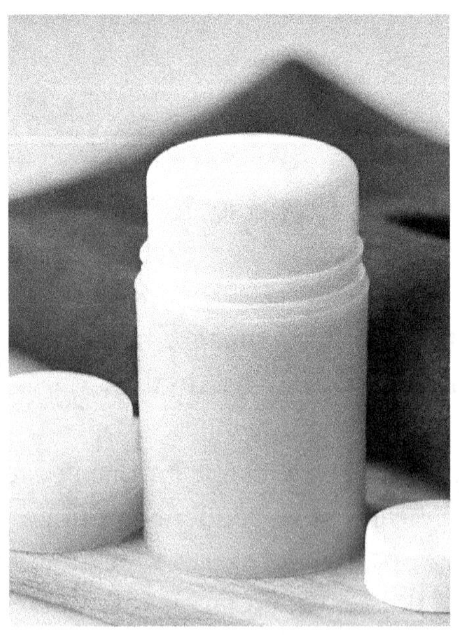
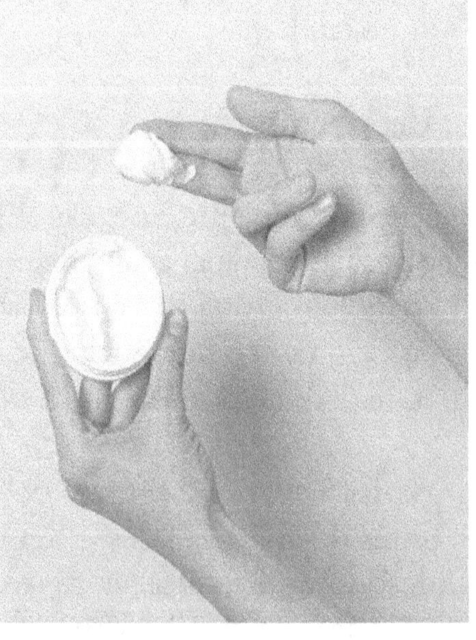

QUERATINA CASERA A BASE DE ARROZ PARA ALIZAR EL CABELLO

Ingredientes:

1 taza de arroz blanco.
2 tazas de agua.
1 cucharada de vinagre de manzana.
1 cucharada de aceite de coco.
1 huevo.

Arroz aporta proteínas y vitaminas esenciales para fortalecer y mejorar la textura del cabello. El vinagre de manzana ayuda a equilibrar el pH del cabello y a cerrar las cutículas, brindando suavidad y brillo. El aceite de coco nutre el cabello con hidratación profunda, mejorando la suavidad y manejabilidad. El huevo aporta proteínas esenciales para fortalecer el cabello y mejorar su estructura.

Preparación:

Lava el arroz bajo agua corriente para eliminar impurezas, hierve el arroz en las 2 tazas de agua hasta obtener una textura cremosa. Cuela y guarda el agua de arroz.
En un tazón, mezcla el arroz cocido con el vinagre de manzana, el aceite de coco y el huevo. Tritura la mezcla hasta obtener una pasta suave.

Aplicación: Aplica la pasta en secciones de tu cabello, asegurándote de cubrirlo de manera uniforme, presta especial atención a las puntas del cabello, ya que tienden a ser más secas y propensas a daños. Asegúrate de aplicar suficiente cantidad en estas áreas.

Deja actuar la queratina casera durante 30-45 minutos, este tiempo permite que los nutrientes penetren en el cabello y proporcionen beneficios de manera efectiva.

lava tu cabello con champú y acondicionador como de costumbre.

Almacenamiento: Guarda cualquier remanente de la queratina en el refrigerador para su uso posterior.

Frecuencia: Aplica la queratina casera una vez cada dos semanas para mantener y mejorar la salud de tu cabello.

Incorpora la queratina de arroz en tu rutina capilar según sea necesario. Puedes ajustar la frecuencia de uso según las necesidades específicas de tu cabello.

Si experimentas algún problema inusual, irritación o efectos secundarios, es recomendable consultar a un estilista o dermatólogo para obtener asesoramiento profesional.

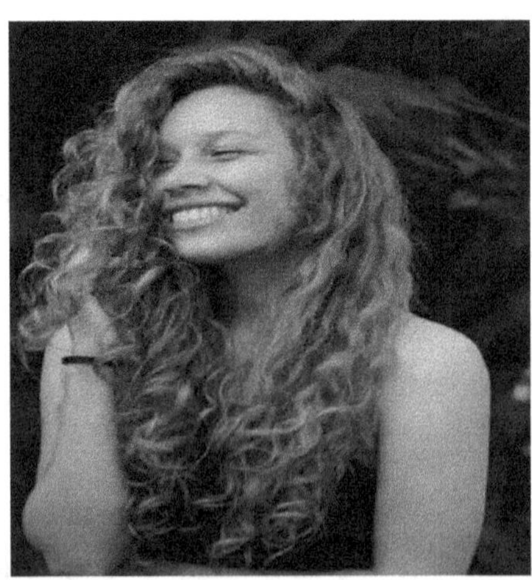
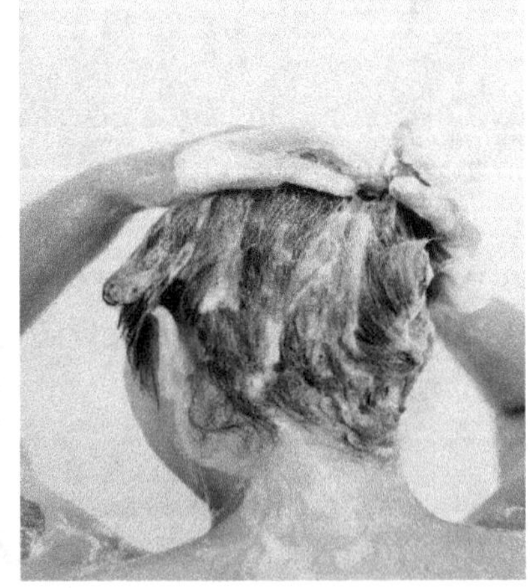

GOTAS NATURALES A BASE DE ZANAHORIA PARA MEJORAR LA VISTA

Ingredientes:

1 zanahoria.
1 taza de agua.
1 cucharada de miel.
2 gotas de aceite esencial de eufrasia (opcional).

Zanahoria rica en vitamina A, esencial para la salud ocular y la adaptación a la luz. Agua: hidratación adecuada es crucial para mantener la salud de los ojos. La miel ayudar a prevenir infecciones y mantener la salud ocular. Aceite Esencial de Eufrasia (Opcional): ayudar a reducir la inflamación y aliviar la fatiga ocular.

Preparación:

Hierve la zanahoria en agua hasta que esté tierna, tritura la zanahoria cocida hasta obtener un puré suave. Cuela el puré para obtener el jugo de zanahoria.
Mezcla el jugo de zanahoria con agua y miel, revuelve bien.
Si decides usar aceite esencial de eufrasia, añádelo a la mezcla y vuelve a revolver, transfiere las gotas a un frasco limpio y hermético.

Aplicación: Antes de aplicar las gotas, asegúrate de lavar tus manos y limpiar tu rostro para evitar la introducción de cualquier bacteria en tus ojos. Aplica una o dos gotas en cada ojo diariamente, preferiblemente por la noche antes de dormir.

Para obtener resultados óptimos, utiliza las gotas de manera consistente todos los días, la mejora de la visión puede llevar tiempo, así que sé paciente y constante en tu aplicación.

Almacenamiento: Guarda el frasco de gotas en el refrigerador para mantener la frescura de la mezcla. Asegúrate de que el frasco esté bien cerrado.

Frecuencia: Utiliza las gotas diariamente para experimentar los beneficios a largo plazo.

Precaución: Si experimentas problemas oculares persistentes, cambios en la visión, o si estás bajo tratamiento médico, consulta a un profesional de la salud ocular antes de usar cualquier remedio casero.

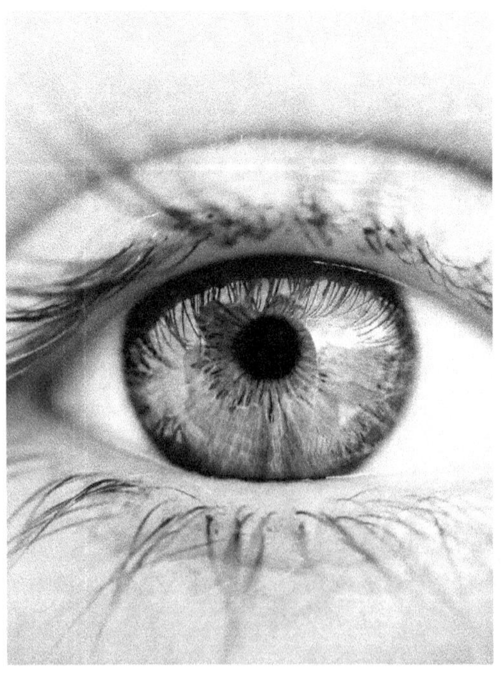
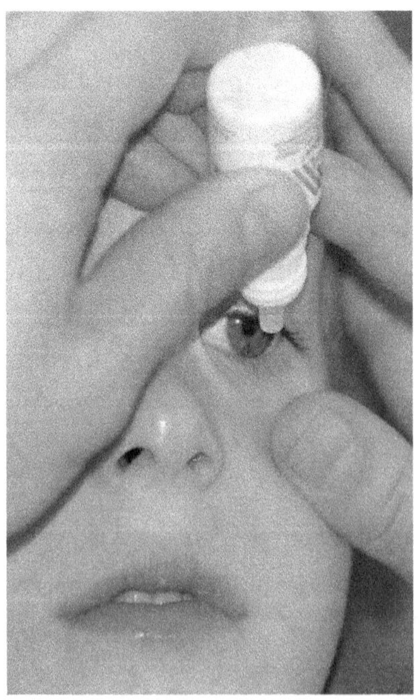

TINTURA DE MANZANILLA PARA UN CABELLO RUBIO NATURAL

Ingredientes:

2 tazas de camomila o manzanilla seca.
1 taza de agua.
1 limón.
2 cucharadas de miel.
Acondicionador sin sulfatos.

Camomila o manzanilla tiene propiedades aclaradoras naturales que pueden iluminar el cabello.
Agua base de la infusión: Se utiliza para hacer una infusión de camomila, aprovechando sus beneficios para el cabello.
El limón ayuda a aclarar el cabello y proporciona brillo. La miel aporta hidratación y brillo al cabello.
Acondicionador sin Sulfatos: Acondiciona el cabello sin agregar sulfatos dañinos.

Preparación:

Hierve las 2 tazas de camomila seca en 1 taza de agua para hacer una infusión, deja enfriar. Exprime el jugo de un limón y agrégalo a la infusión de camomila, añade 2 cucharadas de miel a la mezcla y revuelve bien.
Filtra la mezcla para obtener un líquido libre de residuos, en una botella aplicadora, combina la infusión de camomila con una cantidad generosa de acondicionador sin sulfatos. Agita bien.

Aplicación: Lava tu cabello con un champú suave, aplica la tintura de camomila sobre el cabello húmedo, asegurándote de cubrir todas las secciones, peina el cabello para distribuir uniformemente la tintura.

Cubre tu cabello con un gorro de ducha y deja actuar durante al menos 30 minutos. Enjuaga abundantemente con agua tibia.

Sigue con tu rutina de acondicionador regular.

Frecuencia: Para obtener un tono rubio natural, puedes comenzar aplicando la tintura una vez cada dos semanas, esto permite que el color se desarrolle gradualmente sin ser demasiado drástico.

Monitoreo del Color: Observa cómo reacciona tu cabello al tratamiento y ajusta la frecuencia según tus preferencias., si deseas un rubio más intenso, puedes considerar aplicar la tintura con mayor frecuencia.

Consideraciones Personales: La frecuencia de uso puede variar según la rapidez con la que deseas alcanzar el tono deseado y la sensibilidad de tu cabello. Aquellas con cabello más claro pueden notar resultados más rápidos.

Evitar Sobretratamiento: Evita sobretratar tu cabello para prevenir la sequedad. Si sientes que tu cabello se vuelve más seco con el tiempo, reduce la frecuencia de aplicación.

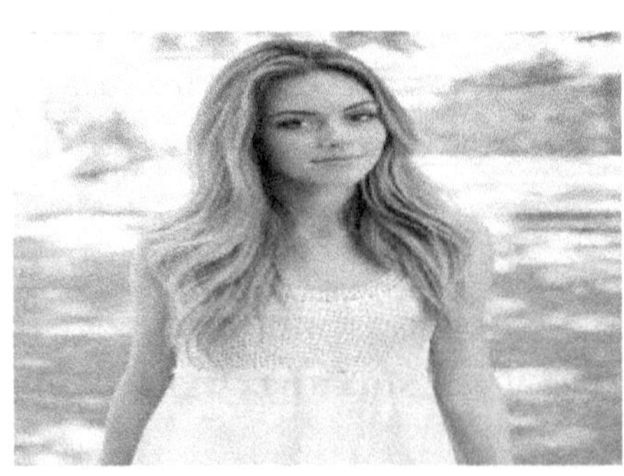
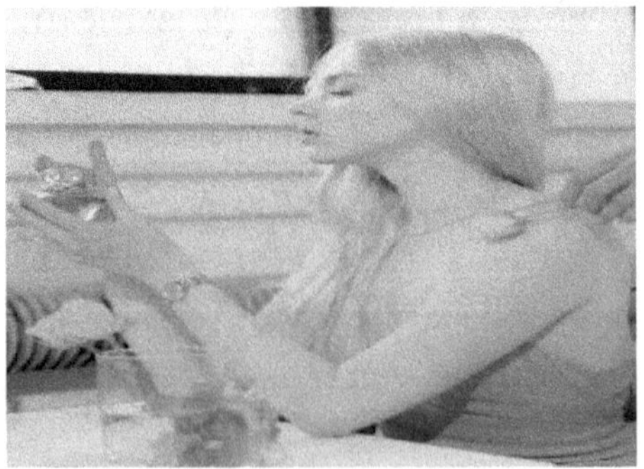

TINTURA DE HIBISCO PARA UN CABELLO ROJO NATURAL

Ingredientes:

3 cucharadas de hibisco seco.
2 tazas de agua.
1 remolacha (opcional).
1 taza de jugo de granada.
Acondicionador sin sulfatos.

Hibisco proporciona un tono rojo natural y también acondiciona el cabello. El Agua se utiliza para hacer una infusión de hibisco, aprovechando sus propiedades tintóreas.
Remolacha (Opcional): puede intensificar el tono rojo y agregar profundidad al color. El jugo de granada aporta brillo al cabello y ayuda a tonificar el color. Acondicionador sin sulfatos acondiciona el cabello sin agregar sulfatos dañinos.

Preparación:

Hierve las 3 cucharadas de hibisco seco en 2 tazas de agua para hacer una infusión, deja enfriar. Opcionalmente, pela y corta una remolacha en trozos pequeños y agrégala a la infusión de hibisco. Cuela la mezcla para obtener un líquido libre de residuos, mezcla el jugo de granada con la infusión de hibisco.

En una botella aplicadora, combina la mezcla de hibisco y granada con una cantidad generosa de acondicionador sin sulfatos. Agita bien.

Aplicación: Antes de aplicar la tintura, lava tu cabello con un champú suave para asegurarte de que esté limpio y libre de residuos. Aplica la tintura sobre el cabello húmedo de manera uniforme, asegurándote de cubrir todas las secciones y lograr una distribución equitativa del color.

Cubre tu cabello con un gorro de ducha después de aplicar la tintura y deja que actúe durante al menos 30 minutos. Puedes ajustar el tiempo según la intensidad de color que desees.

Enjuaga abundantemente con agua tibia para eliminar cualquier exceso de tintura. Asegúrate de que el agua salga clara antes de aplicar el acondicionador.

Frecuencia: Para mantener el color, puedes aplicar la tintura una vez cada dos semanas o según la frecuencia que se adapte a tus preferencias.

Precaución: Si experimentas irritación o sensibilidad en el cuero cabelludo, suspende el uso y consulta a un profesional de la salud capilar.

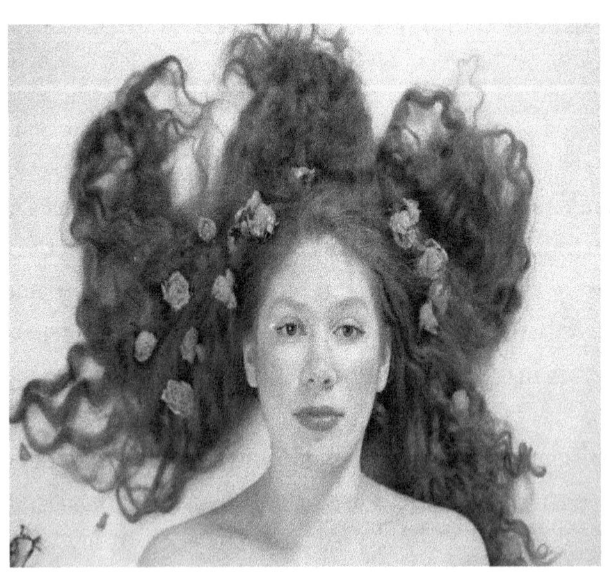
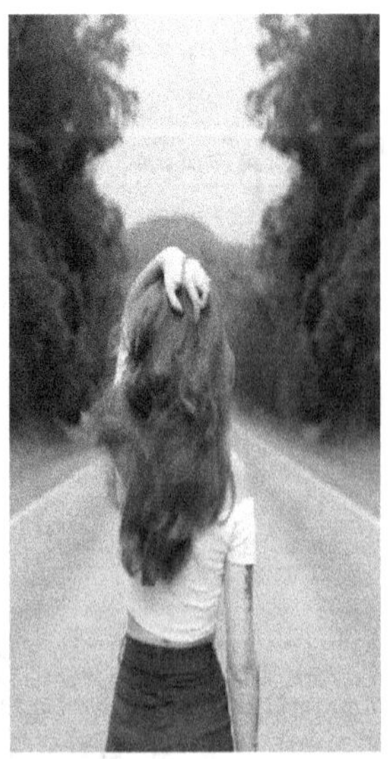

TINTURA DE NUEZ DE NOGAL PARA UN CABELLO CASTAÑO NATURAL

Ingredientes:

4 cucharadas de nuez de nogal triturada.
2 tazas de agua.
2 cucharadas de hojas de salvia secas.
1 taza de té negro fuerte.
Acondicionador sin sulfatos.

Nuez de nogal aporta tonos castaños profundos y ricos. Agua se utiliza para hacer una infusión de nuez de nogal y salvia. Hojas de salvia contribuye a realzar reflejos y tonalidades en el cabello castaño. Té Negro ayuda a intensificar el color y proporciona una base oscura. El acondicionador sin sulfatos acondiciona el cabello sin agregar sulfatos dañinos.

Preparación:

Hierve 4 cucharadas de nuez de nogal triturada en 2 tazas de agua para hacer una infusión, deja enfriar.
Agrega 2 cucharadas de hojas de salvia secas a la infusión de nuez de nogal y hierve nuevamente. Luego, deja enfriar y cuela.
Prepara una taza de té negro fuerte y mezcla con la infusión de nuez de nogal y salvia.

En una botella aplicadora, combina la mezcla de nuez de nogal, salvia y té negro con una cantidad generosa de acondicionador sin sulfatos. Agita bien.

Aplicación: Antes de aplicar la tintura, asegúrate de que tu cabello esté limpio y libre de productos capilares. Lávalo con un champú suave para prepararlo.

Distribuye la tintura de manera uniforme sobre el cabello húmedo, asegurándote de cubrir todas las secciones y lograr una aplicación pareja del color.

Cubre tu cabello con un gorro de ducha y deja que la tintura actúe durante al menos 30 minutos. Este tiempo puede ajustarse según la intensidad de color deseada.

Enjuaga abundantemente con agua tibia para eliminar cualquier exceso de tintura, asegúrate de que el agua salga clara antes de aplicar el acondicionador.

Frecuencia: Para mantener el color, puedes aplicar la tintura una vez cada dos semanas o ajustar la frecuencia según tus preferencias personales.

Precaución: Si experimentas irritación o sensibilidad en el cuero cabelludo, suspende el uso y consulta a un profesional de la salud capilar.

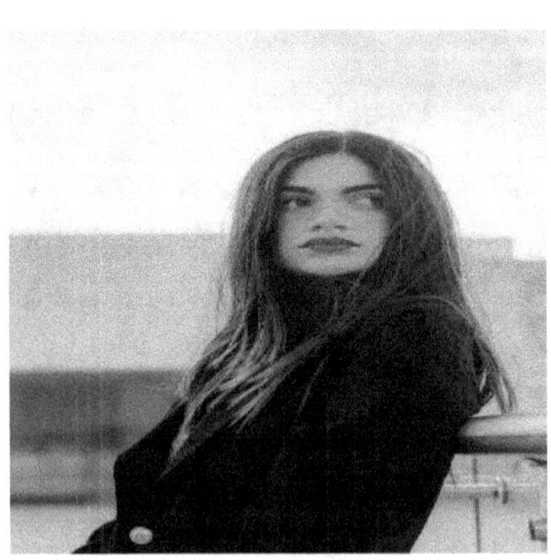
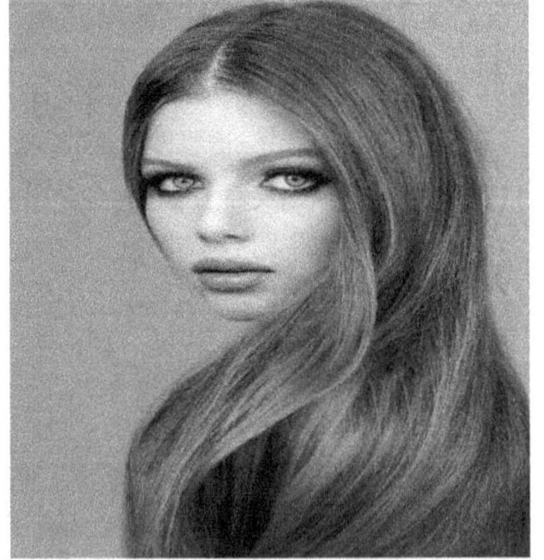

TINTURA DE HOJAS DE NOGAL PARA UN CABELLO NEGRO NATURAL

Ingredientes:

4 cucharadas de hojas de nogal trituradas.
2 tazas de agua.
2 cucharadas de café molido.
1 taza de té negro fuerte.
Acondicionador sin sulfatos.

Hojas de nogal son conocidas por proporcionar tintes naturales oscuros, contienen jugo y aceites que contribuyen al tono negro intenso en la tintura. El café molido agrega para intensificar el tono negro, el café contiene pigmentos oscuros que se unen al cabello, proporcionando profundidad al color. El té negro contribuye a saturar el cabello con tonalidades oscuras. Los taninos presentes en el té negro pueden ayudar a fijar el color en el cabello.
Acondicionador sin Sulfatos se incorpora para asegurar que la tintura no solo aporte color, sino que también acondicione el cabello. Los sulfatos son agentes limpiadores fuertes que se evitan para mantener la salud capilar.

Preparación:

Hierve 4 cucharadas de hojas de nogal trituradas en 2 tazas de agua para hacer una infusión, deja enfriar y cuela.
Prepara una taza de té negro fuerte y mézclalo con la infusión de hojas de nogal, agrega 2 cucharadas de café molido a la mezcla y remueve bien. En una botella aplicadora combina la mezcla de

nogal, té negro y café con una cantidad generosa de acondicionador sin sulfatos. Agita bien.

Aplicación: Antes de aplicar la tintura, asegúrate de que tu cabello esté limpio y libre de productos capilares. Lávalo con un champú suave para prepararlo.
Distribuye la tintura de manera uniforme sobre el cabello húmedo, asegurándote de cubrir todas las secciones y lograr una aplicación pareja del color. Cubre tu cabello con un gorro de ducha y deja que la tintura actúe durante al menos 30 minutos. Este tiempo puede ajustarse según la intensidad de color deseada.

Control del proceso: Controla el proceso de coloración durante la aplicación para asegurarte de obtener el tono negro deseado. Puedes hacer ajustes según tus preferencias.

Enjuaga abundantemente con agua tibia para eliminar cualquier exceso de tintura, asegúrate de que el agua salga clara antes de aplicar el acondicionador. Después de enjuagar, sigue con tu rutina de acondicionador regular para suavizar y nutrir el cabello.

Frecuencia: Puedes aplicar la tintura una vez cada dos semanas para mantener el color.

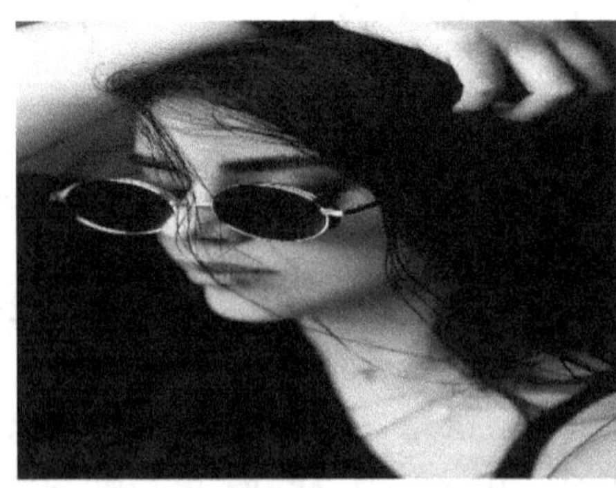 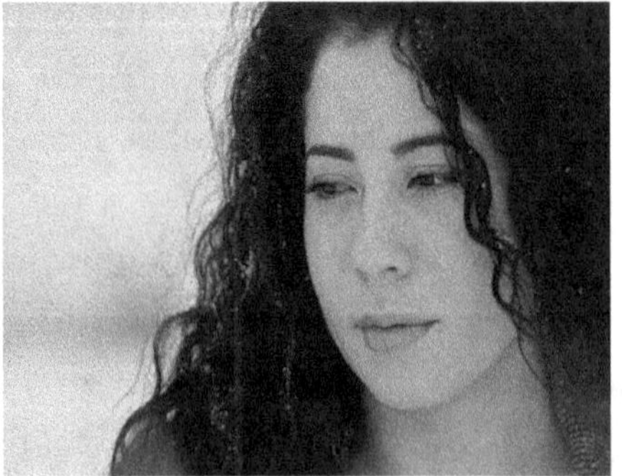

CREMA ACLARANTE CASERA PARA LA PIEL

Ingredientes

2 cucharadas de aceite de almendras.
1 cucharada de miel cruda.
1 cucharada de yogur natural.
1 cucharadita de cúrcuma en polvo.
1 cucharadita de jugo de limón fresco.

Aceite de almendras nutre la piel y ayuda a mantenerla suave e hidratada. Miel cruda ayuda a combatir los radicales libres y a mantener la piel saludable. El Yogur natural contiene ácido láctico, que ayuda a exfoliar suavemente la piel, revelando una tez más clara. La Cúrcuma en polvo puede ayudar a reducir la pigmentación y aclarar la piel de manera natural. Jugo de Limón Fresco es conocido por sus propiedades aclarantes y puede ayudar a iluminar la piel.

Preparación: En un tazón, combina el aceite de almendras, la miel cruda, el yogur natural, la cúrcuma en polvo y el jugo de limón fresco. Mezcla bien los ingredientes hasta obtener una consistencia suave y uniforme, almacena la crema en un recipiente limpio y hermético.

Almacenamiento: Guarda cualquier remanente en el refrigerador y úsalo dentro de una semana para mantener su frescura y efectividad.

Aplicación: Limpia tu rostro con un limpiador suave antes de aplicar la crema, aplica una capa delgada de la crema aclarante sobre tu rostro y cuello, evitando el área de los ojos, deja actuar la crema durante 15-20 minutos. Enjuaga con agua tibia y seca suavemente con una toalla, aplica tu crema hidratante regular después, si es necesario.

Frecuencia: La frecuencia de uso de la crema aclarante puede variar según tu tipo de piel y cómo responda a los ingredientes naturales.

Si tienes piel sensible: Es recomendable comenzar aplicando la crema aclarante una vez por semana. Observa cómo responde tu piel y ajusta la frecuencia según sea necesario.

Piel Normal a Grasa: Para aquellos con piel normal a grasa, puedes aplicar la crema aclarante hasta dos veces por semana. Esto ayudará a mantener la luminosidad de la piel.

Piel Seca: Es posible que desees limitar la aplicación a una vez por semana para evitar el exceso de sequedad. Asegúrate de hidratar tu piel con una crema humectante después de usar la crema aclarante.

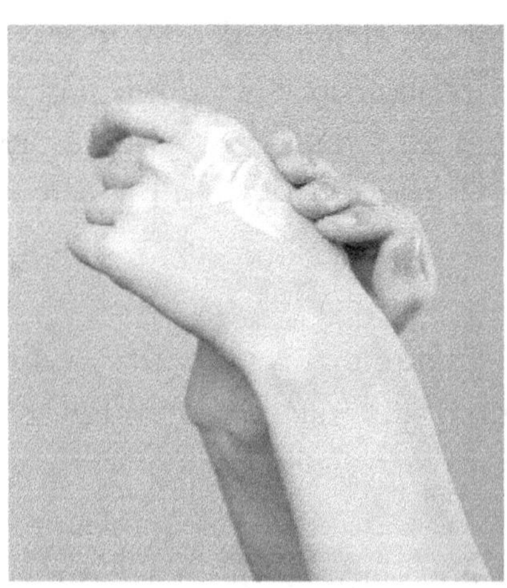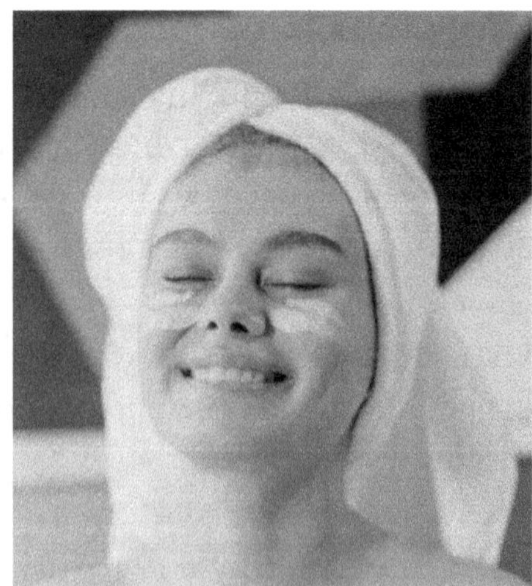

CREMA NATURAL PARA ELIMINAR LAS VERRUGAS

Ingredientes:

2 cucharaditas de aceite de árbol de té.
1 cucharadita de aceite de ricino.
1 cucharadita de vinagre de sidra de manzana.
1 cucharadita de gel de aloe vera.
2 dientes de ajo (opcional, para propiedades antimicrobianas).

Aceite de árbol de té ayuda a combatir virus y bacterias, lo que puede ser beneficioso para tratar verrugas. El aceite de ricino contribuye a suavizar la piel y proporciona humedad. El vinagre de sidra de manzana puede ayudar a eliminar las capas externas de las verrugas. El gel de aloe vera brinda propiedades calmantes y puede ayudar en la curación de la piel. Ajo (Opcional): Tiene propiedades antimicrobianas que ayudan a combatir infecciones en la piel.

Preparación:

En un recipiente, mezcla el aceite de árbol de té, el aceite de ricino, el vinagre de sidra de manzana y el gel de aloe vera.
Si decides incluir ajo, pica finamente dos dientes y agrégales a la mezcla.
Revuelve bien todos los ingredientes hasta obtener una mezcla homogénea, transfiere la crema a un recipiente limpio y hermético.

Aplicación: Limpia la verruga y el área circundante con agua y jabón suave, aplica una pequeña cantidad de la crema sobre la verruga, evitando el contacto con la piel sana.

Cubre la verruga con una gasa o vendaje adhesivo si es necesario, deja actuar durante varias horas o durante la noche.

Repite este proceso diariamente hasta que la verruga disminuya o desaparezca.

Almacenamiento: Guarda la crema en un lugar fresco y oscuro. Agita antes de cada uso para garantizar que los ingredientes estén bien mezclados.

Frecuencia: Aplica la crema una vez al día hasta que veas mejoras. Si experimentas irritación, reduce la frecuencia o suspende el uso.

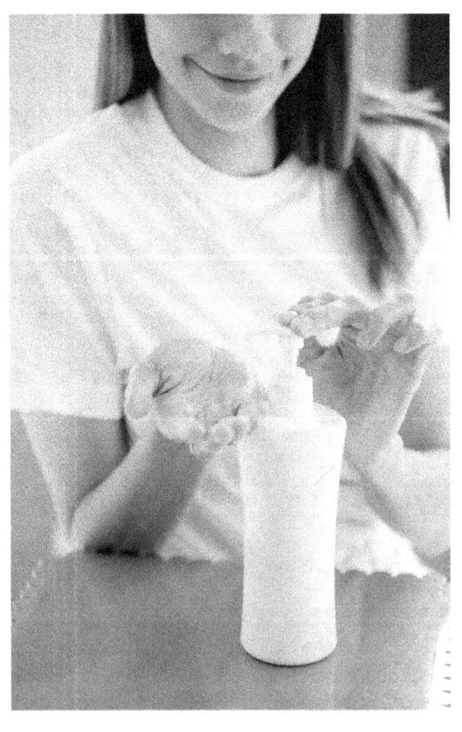

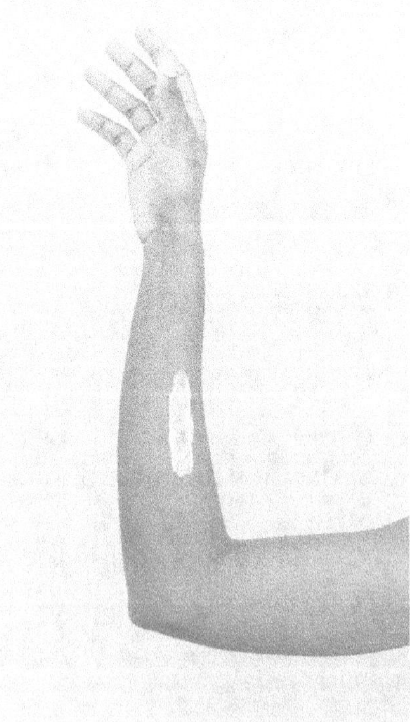

JARABE PARA LA TOS DE MIEL Y LIMÓN PARA ELIMINAR LOS VIRUS Y BACTERIAS

Ingredientes:

1 taza de miel cruda.
1 limón (jugo).
1 trozo de jengibre fresco (aproximadamente 2 pulgadas).
1 cucharadita de canela en polvo.
1 taza de agua.

Miel cruda ayuda a calmar la garganta irritada y proporciona alivio temporal de la tos. Limón (Jugo): Contribuye a fortalecer el sistema inmunológico y proporciona un sabor refrescante. El jengibre fresco ayuda a reducir la inflamación en la garganta y calmar la tos. La canela en polvo además de sabor, la canela puede tener propiedades antimicrobianas.

Preparación:

Pela y corta el jengibre fresco en rodajas finas, en una cacerola combina el agua y el jengibre. Lleva a ebullición y luego reduce el fuego. Cocina a fuego lento durante 5 minutos.
Agrega la miel cruda y la canela en polvo, mezcla bien hasta que la miel se disuelva completamente, retira del fuego y deja enfriar ligeramente. Agrega el jugo de limón y mezcla nuevamente.
Cuela la mezcla para eliminar las rodajas de jengibre y obtener un jarabe más suave, vierte el jarabe en un frasco limpio y hermético.

Almacenamiento: Guarda el jarabe en el refrigerador. Agítalo antes de cada uso, ya que la miel tiende a asentarse.

Aplicacion: Si experimentas irritación o sequedad en la garganta, este jarabe puede ayudar a calmar y aliviar esos síntomas. Puede ser útil en casos de infecciones respiratorias leves, como resfriados, donde la tos es un síntoma predominante.
Toma 1 a 2 cucharaditas del jarabe según sea necesario para aliviar la tos, puedes tomar el jarabe directamente o mezclarlo con té caliente.

Frecuencia: Puedes tomar el jarabe hasta tres veces al día o según sea necesario. La frecuencia dependerá de la intensidad de los síntomas y de cómo responda tu cuerpo.

Puedes ajustar la dosis según tus preferencias personales y la gravedad de los síntomas, si sientes que necesitas más alivio, puedes aumentar la frecuencia, pero siempre dentro de límites razonables.

Este jarabe para la tos es una alternativa natural y casera a los jarabes comerciales que a menudo contienen ingredientes artificiales. Al hacerlo en casa, puedes controlar los ingredientes y asegurarte de que sean de alta calidad.

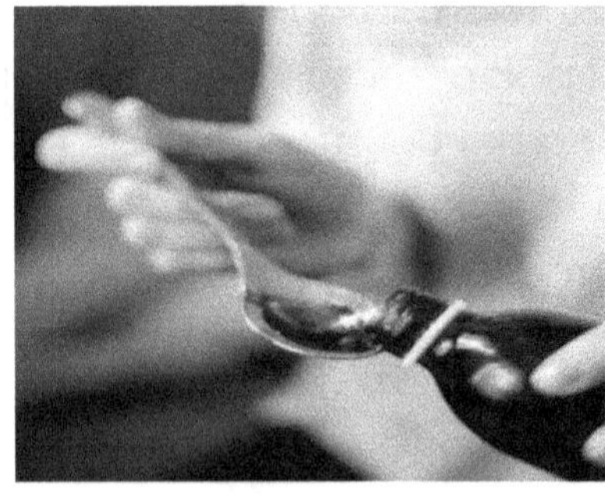
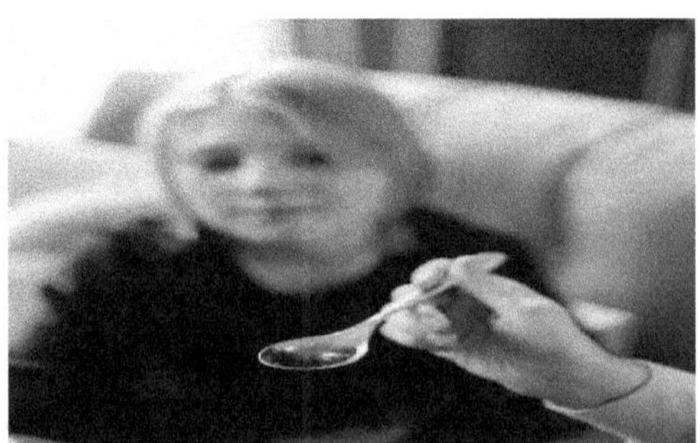

REMEDIO CASERO PARA LA RINITIS

Ingredientes:

1 taza de agua caliente.
1 cucharadita de sal.
1/2 cucharadita de bicarbonato de sodio.
1 gota de aceite esencial de eucalipto (opcional).

Agua caliente ayuda a limpiar las vías nasales y reducir la congestión. La sal ayudar a reducir la hinchazón y la congestión nasal. El bicarbonato de sodio contribuye a mantener un ambiente nasal equilibrado. Aceite Esencial de Eucalipto (Opcional): proporcionar un alivio adicional para la congestión nasal.

Preparación:

Mezcla la sal y el bicarbonato de sodio en el agua caliente hasta que se disuelvan por completo, si decides usar aceite esencial de eucalipto, agrega una gota y mezcla bien.
Transfiere la solución a una botella de irrigación nasal o usa una jeringa bulbosa.

Aplicación: Este remedio está diseñado para proporcionar una limpieza nasal suave y aliviar la congestión asociada con la rinitis.

Inclina la cabeza hacia un lado sobre el lavabo para permitir que la solución fluya correctamente por las fosas nasales, la solución debe fluir por la fosa nasal superior y salir por la otra fosa nasal, asegurando una limpieza completa y uniforme.

Repite el proceso en el otro lado para garantizar la limpieza de ambas fosas nasales.

Frecuencia: Puedes realizar este procedimiento una vez al día como parte de tu rutina diaria de cuidado nasal o según sea necesario para aliviar la congestión.

Antes de cada uso, calienta la solución para que esté a una temperatura cómoda, el agua caliente puede ayudar a disolver la sal y el bicarbonato de sodio.

Almacenamiento: Guarde la solución en el refrigerador y caliéntala antes de cada uso. Asegúrate de que la botella o jeringa estén limpias y desinfectadas.

Recuerda que la limpieza nasal con esta solución no debe causar dolor ni molestias significativas. Si experimentas alguna molestia, detén el procedimiento y consulta a un profesional de la salud.

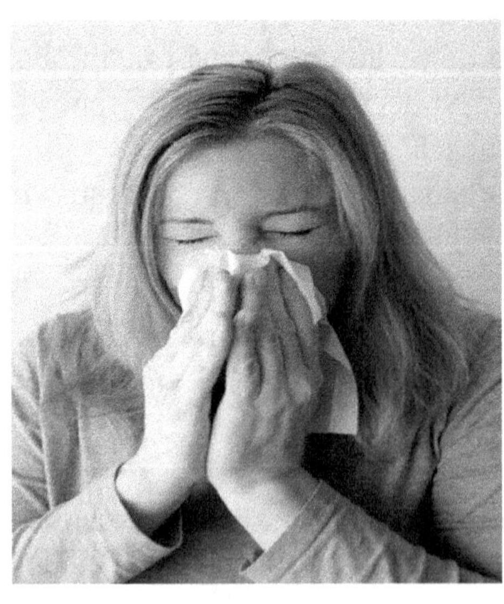

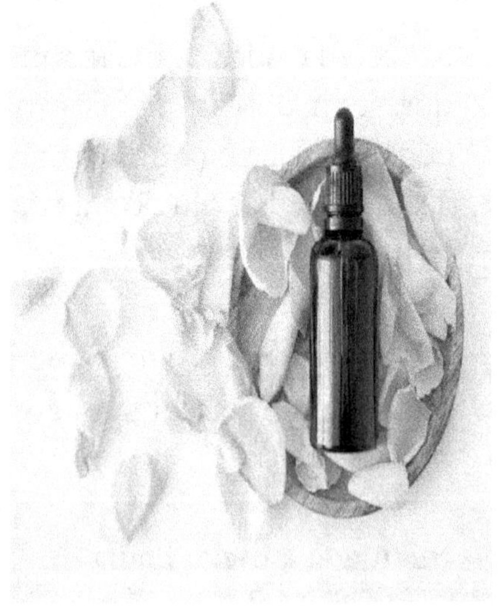

REMEDIO NATURAL PARA EL MAL ALIENTO

Ingredientes:

1/2 taza de agua.
1 cucharadita de bicarbonato de sodio.
1 cucharadita de jugo de limón fresco.
2-3 gotas de aceite esencial de menta.

Agua actúa como la base líquida para la mezcla y ayuda a diluir los ingredientes. El bicarbonato de sodio ayuda a neutralizar los olores y contribuye a mantener un ambiente bucal equilibrado. El jugo de Limón fresco aporta un sabor fresco y ayuda a combatir las bacterias que pueden causar mal aliento.
Aceite Esencial de menta agrega un sabor refrescante y tiene propiedades antibacterianas que combaten las causas del mal aliento.

Preparación:

Mezcla el bicarbonato de sodio con el agua hasta que se disuelva por completo, agrega el jugo de limón fresco a la mezcla y revuelve bien. Añade 2-3 gotas de aceite esencial de menta y mezcla nuevamente, transfiere la mezcla a una botella con atomizador.

Aplicación: Antes de usar el spray agita bien la botella para asegurar una mezcla uniforme de los ingredientes.
Rocía el spray directamente en tu boca, apuntando hacia la garganta para obtener una cobertura efectiva, úsalo especialmente después de las comidas para refrescar la boca y

neutralizar los malos olores de alimentos.

Utiliza el spray según sea necesario a lo largo del día, si sientes que tu aliento necesita un impulso de frescura, el spray es una opción conveniente.

Disfruta de la frescura duradera que proporciona el spray, que es ideal para situaciones en las que no puedes cepillarte los dientes de inmediato.

Combina el uso del spray con una buena higiene bucal general, incluyendo el cepillado regular, el uso de hilo dental y visitas periódicas al dentista.

Almacenamiento: Guarde el spray en un lugar fresco y oscuro. Agita antes de cada uso.

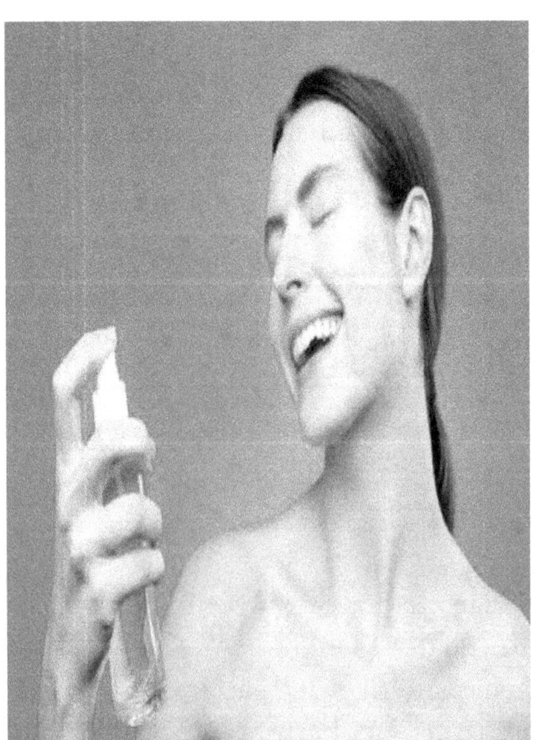

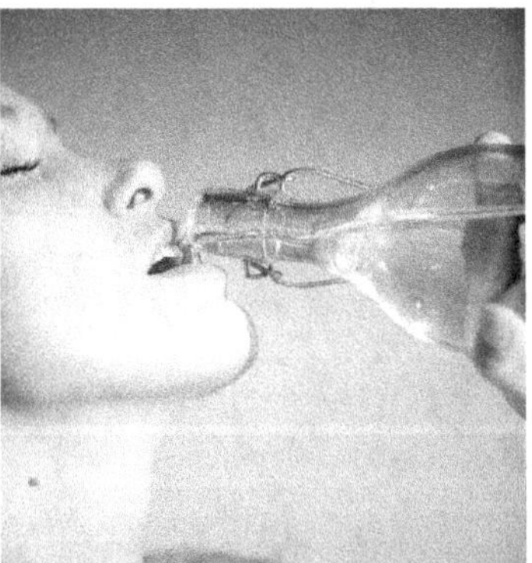

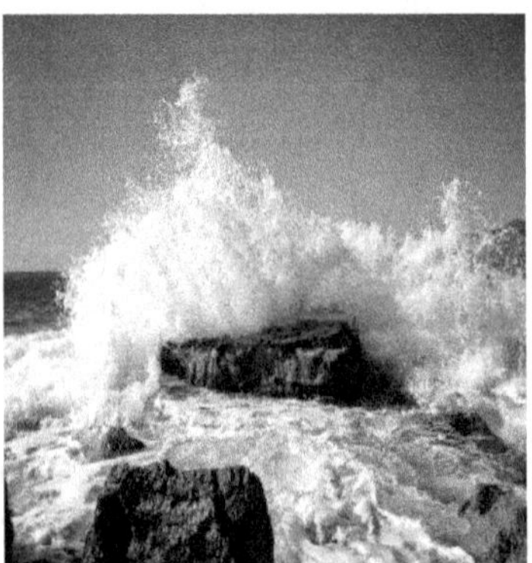

CREMA CORPORAL PARA UNA PIEL MAS SUAVE Y LINDA E HIDRATADA

Ingredientes:

1/2 taza de manteca de karité.
1/4 taza de aceite de coco.
1/4 taza de aceite de almendras.
1 cucharadita de vitamina E (opcional).
10-15 gotas de aceite esencial de lavanda (u otro aceite esencial de tu elección para fragancia).

Manteca de arité nutre profundamente la piel, proporcionando hidratación duradera. El aceite de coco contribuye a la suavidad de la piel y puede mejorar la elasticidad. El aceite de almendras ayuda a mantener la piel suave y flexible. Vitamina E (Opcional): actuar como antioxidante, ayudando a proteger la piel del daño ambiental.

Aceite Esencial de Lavanda (Otro a Elección): Agrega una fragancia suave y puede tener propiedades relajantes.

Preparación:

En un recipiente resistente al calor, derrite la manteca de karité y el aceite de coco al baño maría hasta obtener una mezcla líquida. Retira del calor y agrega el aceite de almendras, la vitamina E (si la estás utilizando) y el aceite esencial.

Mezcla bien todos los ingredientes hasta obtener una consistencia uniforme, deja que la mezcla se enfríe a temperatura ambiente.

Transfiere la crema a un recipiente limpio y hermético.

Aplicación: Asegúrate de que tu piel esté limpia y seca antes de aplicar la crema. Esto maximizará la absorción de los ingredientes nutritivos.

Aplica la crema con suaves movimientos circulares. El masaje ayuda a estimular la circulación y garantiza una aplicación uniforme, presta especial atención a áreas propensas a la sequedad, como codos, rodillas o talones, masajea un poco más en estas áreas para una hidratación adicional.

Asegúrate de que la crema se absorba por completo antes de vestirte para evitar manchas en la ropa.
Utiliza la crema diariamente, preferiblemente después de la ducha o el baño, cuando la piel esté más receptiva a la hidratación.

Prueba de parche: Realiza una prueba de parche en una pequeña área de piel antes de usar la crema por primera vez, especialmente si tienes piel sensible o propensa a alergias.

Almacenamiento: La consistencia de la crema puede variar según la temperatura ambiente. Almacena la crema en un lugar fresco y seco para mantener su calidad.

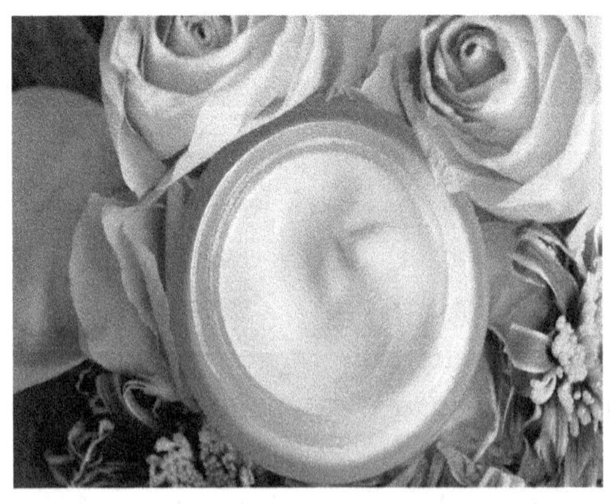
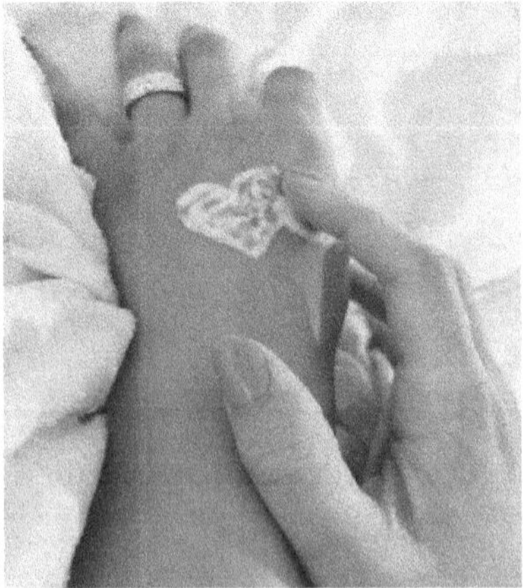

CÓMO HACER VELAS AROMÁTICAS DESDE CASA

Ingredientes:

1 taza de cera de soja.
Mecha de vela con soporte.
Aceite esencial (elige tu aroma favorito, como lavanda, vainilla o eucalipto).
Colorante para velas (opcional).
Contenedor para velas (vidrio, metal, cerámica, según tu preferencia).

Cera de soja: Proporciona una quema más limpia y es respetuosa con el medio ambiente.
Mecha de vela con soporte: Ayuda a mantener la mecha en posición durante la fabricación y quema de la vela.
Aceite esencial: Agrega fragancia natural al espacio, con beneficios aromaterapéuticos según el aceite esencial elegido.
Colorante para velas (Opcional): Agregar color para personalizar la apariencia de tus velas.

Preparación:

Derrite la cera de soja en un recipiente resistente al calor a fuego lento o en el microondas, una vez derretida deja enfriar ligeramente y agrega unas gotas del aceite esencial deseado, mezcla bien. Si decides usar colorante para velas, agrégalo y mezcla hasta lograr el color deseado.
Sujeta la mecha de vela en posición vertical en el contenedor, vierte cuidadosamente la cera derretida en el contenedor alrededor de la mecha.

Deja que la vela se enfríe y solidifique por completo, recorta la mecha a la longitud deseada.

Modo de uso: Enciende la vela en un lugar seguro, lejos de materiales inflamables y fuera del alcance de niños y mascotas.

Disfruta del suave resplandor y la fragancia relajante que la vela aromática brinda a tu espacio.

Almacenamiento: Guarde las velas en un lugar fresco y seco para mantener su calidad.

Frecuencia: Usa las velas aromáticas según tus preferencias para crear un ambiente encantador en tu hogar.

Consejos Adicionales: Experimenta con diferentes aceites esenciales para obtener variedad de aromas.
Personaliza la apariencia de tus velas eligiendo colores que complementen tu decoración.

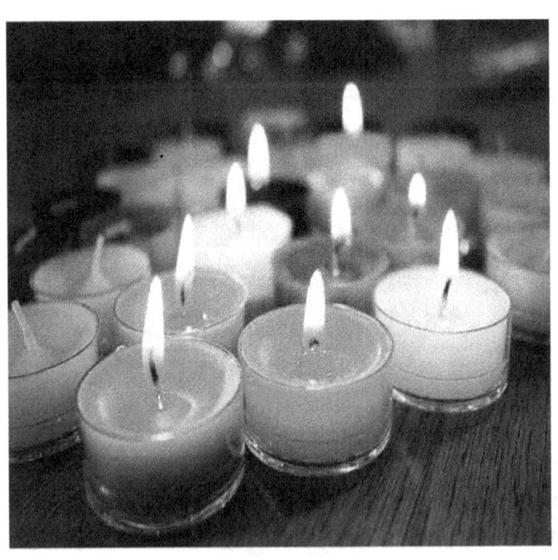

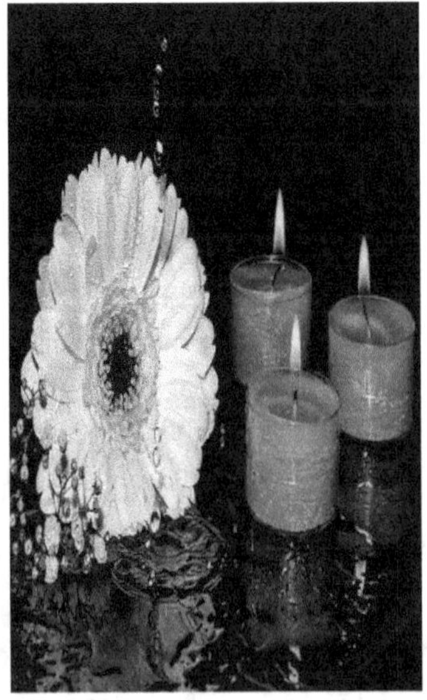

GEL PARA EL CABELLO DE ALOE VERA Y LINASA

Ingredientes:

1 taza de agua.
1 cucharada de semillas de linaza.
1 cucharada de aloe vera (gel puro).
1 cucharadita de aceite de jojoba (opcional).
Aceite esencial para fragancia (opcional).

Semillas de linaza contienen mucílago que actúa como un gel natural para el cabello. Aloe vera aporta hidratación y ayuda a mantener la humedad en el cabello. Aceite de Jojoba (Opcional): Añade nutrición al cabello y el cuero cabelludo.
Aceite Esencial (Opcional): Agrega fragancia y puede tener propiedades beneficiosas para el cabello.

Preparación:

Combina las semillas de linaza y el agua en una cacerola y lleva a ebullición, reduce el fuego y deja que las semillas se cocinen a fuego lento hasta que el líquido adquiera una consistencia gelatinosa (aproximadamente 10-15 minutos).
Cuela las semillas y deja que el líquido se enfríe, mezcla el gel de linaza con el gel puro de aloe vera.
Si decides usar aceite de jojoba, agrégalo y mezcla bien. Agrega unas gotas de aceite esencial si deseas una fragancia adicional.
Transfiere el gel a un recipiente limpio y hermético.

Aplicación: Puedes aplicar el gel tanto en cabello húmedo como seco, según tus preferencias y el estilo que desees lograr.

La cantidad de gel a aplicar dependerá de la longitud y grosor de tu cabello, comienza con una pequeña cantidad y ajusta según sea necesario. Asegúrate de distribuir el gel de manera uniforme en todo el cabello para obtener resultados consistentes.

Peina y estiliza tu cabello según tu preferencia, el gel proporciona fijación y ayuda a mantener la forma del peinado.
Puedes dejar que tu cabello se seque naturalmente o usar un secador de pelo para acelerar el proceso y lograr un estilo más definido.

Almacenamiento: Para prolongar la vida útil del gel, guárdalo en el refrigerador y agita antes de cada uso.

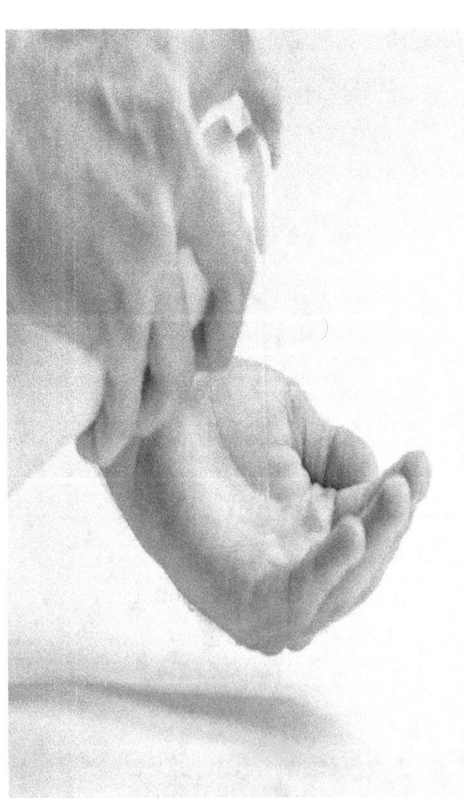

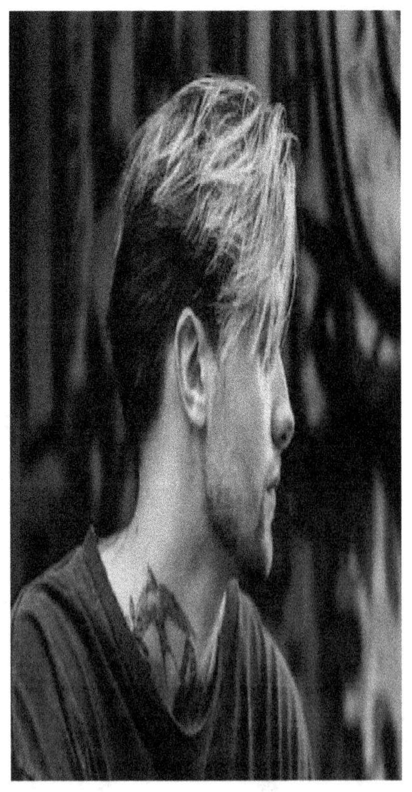

ACONDICIONADOR NATURAL PARA UN CABELLO SUAVE E HIDRATADO

Ingredientes:

1 taza de yogur natural sin azúcar.
1 cucharada de miel.
1 cucharada de aceite de coco.
1 cucharadita de vinagre de sidra de manzana.
Aceite esencial para fragancia (opcional).

Yogur natural aporta humedad y suavidad al cabello. La miel nutre el cabello, aportando brillo y suavidad. El aceite de coco proporciona una hidratación intensiva y ayuda a reducir el frizz. El vinagre de sidra de manzana ayuda a equilibrar el pH del cabello, cerrando las cutículas y aumentando el brillo.
Aceite Esencial (Opcional): Agrega un toque aromático según tu preferencia.

Preparación:

En un tazón, combina el yogur, la miel, el aceite de coco y el vinagre de sidra de manzana, mezcla bien todos los ingredientes hasta obtener una mezcla uniforme.
Si decides agregar un aroma adicional, incorpora unas gotas de aceite esencial y mezcla nuevamente, transfiere la mezcla a un envase limpio y hermético.

Usa el acondicionador después de lavar tu cabello con shampoo para obtener mejores resultados.

Aplica el acondicionador principalmente en las puntas y a lo largo del cabello. Evita la aplicación directa en el cuero cabelludo, especialmente si tienes cabello graso.

Deja que el acondicionador actúe durante 5-10 minutos. Esto permite que los ingredientes naturales penetren y nutran profundamente tu cabello.
Enjuaga el acondicionador por completo con agua tibia, el agua tibia ayuda a cerrar las cutículas del cabello, proporcionando un mayor brillo.

Frecuencia: Puedes usar este acondicionador casero una vez por semana o según sea necesario, dependiendo de la condición de tu cabello.

Evita las Raíces si Tienes Cabello Graso: Si tu cabello tiende a ser graso, evita aplicar el acondicionador en las raíces para evitar agregar peso innecesario.

Almacenamiento: Guarda el acondicionador en el refrigerador entre usos para mantener su frescura. La frescura de los ingredientes naturales puede variar, y el refrigerador ayuda a prolongar la vida útil.

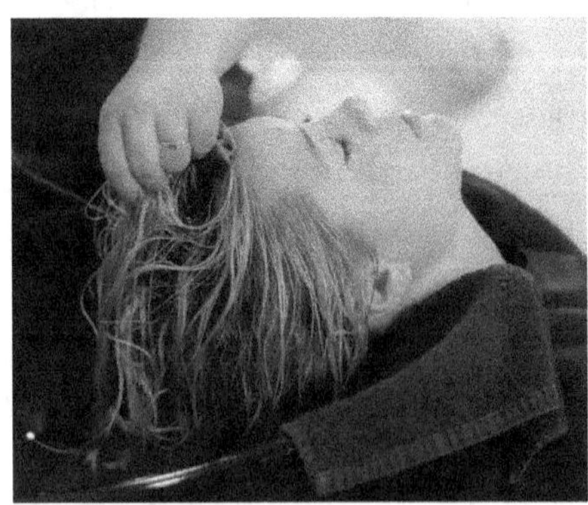
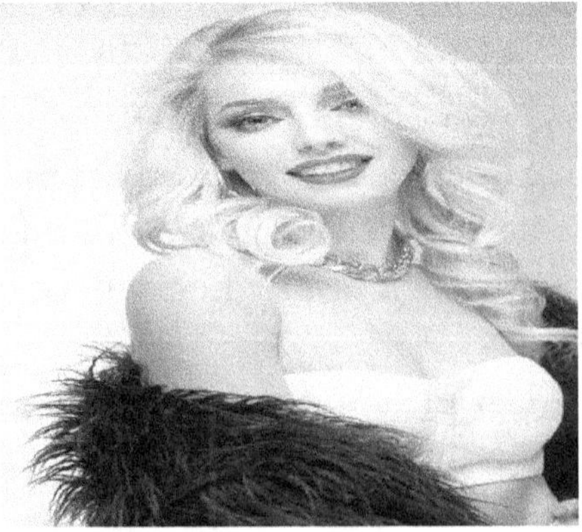

CREMA CASERA PARA REDUCIR ARRUGAS Y LINEAS DE EXPRESIÓN

Ingredientes:

2 cucharadas de aceite de almendras.
1 cucharada de aceite de coco.
1 cucharadita de vitamina E (aceite o cápsulas).
1 cucharadita de miel.
1 cucharadita de gel de aloe vera.
3-4 gotas de aceite esencial de rosa mosqueta (opcional).

Aceite de almendras nutre la piel, proporcionando hidratación profunda. El aceite de coco contiene antioxidantes que ayudan a combatir los radicales libres. La vitamina E contribuye a la regeneración celular y ayuda a reducir la apariencia de las arrugas. La miel tiene propiedades antienvejecimiento, ayuda a mantener la elasticidad de la piel. El gel de aloe vera calma la piel, reduce la inflamación y proporciona hidratación.
Aceite Esencial de Rosa Mosqueta (Opcional): ayuda en la regeneración celular y mejorar la textura de la piel.

Preparación:

En un tazón, combina el aceite de almendras, el aceite de coco, la vitamina E, la miel y el gel de aloe vera, mezcla bien todos los ingredientes hasta obtener una textura uniforme.
Si decides usar aceite esencial de rosa mosqueta, agrégalo y mezcla nuevamente, transfiere la crema a un recipiente limpio y hermético.

Aplicación: Antes de aplicar la crema, asegúrate de limpiar tu rostro con un limpiador suave para eliminar cualquier rastro de maquillaje, suciedad o impurezas.

Toma una pequeña cantidad de crema con las yemas de los dedos y aplícala en tu rostro y cuello, utiliza movimientos ascendentes y circulares para promover la absorción y estimular la circulación.

Si tienes áreas específicas con arrugas más pronunciadas, como líneas de expresión, concéntrate en esas áreas durante la aplicación.

Frecuencia: Se recomienda usar la crema antiarrugas preferiblemente por la noche antes de dormir, ya que es durante el descanso cuando la piel se regenera y absorbe mejor los nutrientes.
Aplica la crema antiarrugas varias veces a la semana, preferiblemente en tu rutina nocturna.

Almacenamiento: Guarda la crema en un lugar fresco y oscuro, evita la exposición directa al sol, ya que algunos ingredientes naturales pueden perder eficacia con la luz solar directa.

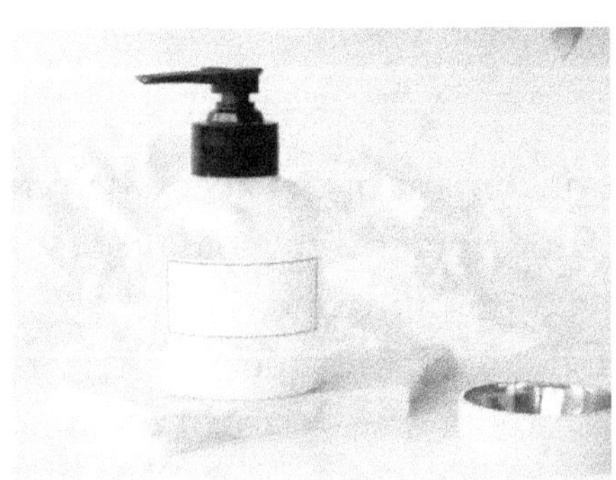
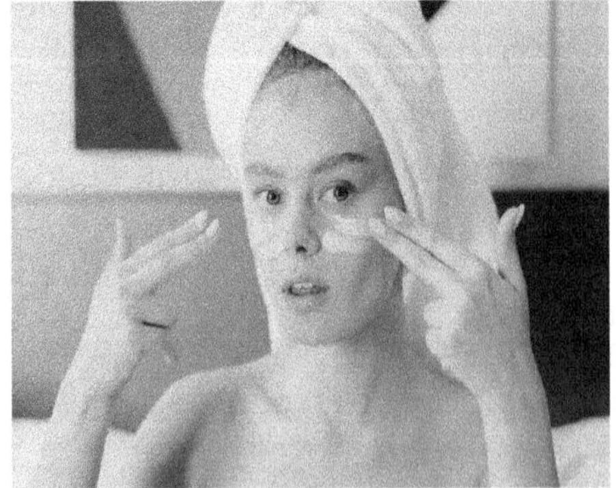

VAPORU CASERO PARA ALIVIAR LA CONGESTIÓN NASAL

Ingredientes:

2 cucharadas de manteca de coco.
1 cucharada de manteca de karité.
1 cucharada de aceite de almendras.
10 gotas de aceite esencial de eucalipto.
5 gotas de aceite esencial de menta.
5 gotas de aceite esencial de árbol de té.
1 cucharadita de cera de abejas (opcional, para una textura más firme).

Manteca de coco proporciona hidratación y suavidad a la piel. Manteca de karité ayuda a calmar la irritación y reducir la inflamación. Aceite de almendras nutre y suaviza la piel, proporcionando alivio. Aceite esencial de eucalipto ayuda a abrir las vías respiratorias y aliviar la congestión. Aceite esencial de menta aporta una sensación refrescante que ayuda a aliviar la congestión nasal. Aceite esencial de árbol de té contribuye a combatir posibles infecciones.
Cera de Abejas (Opcional): Agrega firmeza al vaporu para facilitar la aplicación.

Preparación:

En un recipiente resistente al calor, derrite la manteca de coco y la manteca de karité a fuego lento, agrega el aceite de almendras y mezcla bien.
Retira del fuego y deja enfriar ligeramente antes de agregar los

aceites esenciales, mezcla nuevamente.

Si prefieres una textura más firme, incorpora la cera de abejas y mezcla hasta que se derrita por completo, transfiere la mezcla a un recipiente limpio y hermético.

Aplicación: Toma una pequeña cantidad de vaporu con las yemas de los dedos y masajea suavemente en el área del pecho, asegúrate de cubrir toda la superficie para una absorción efectiva.

También puedes aplicar el vaporu en la espalda, especialmente en la zona de los pulmones, realiza movimientos circulares y ascendentes durante el masaje.

Para un efecto relajante y beneficioso, aplica el vaporu en la planta de los pies, especialmente antes de dormir. La absorción a través de los pies puede ser efectiva.

Frecuencia: Se recomienda aplicar el vaporu antes de dormir para aprovechar sus beneficios durante la noche, la inhalación de los vapores puede ayudar a una mejor calidad del sueño.

Precauciones en Niños: Si vas a aplicar el vaporu en niños, asegúrate de utilizar una cantidad adecuada para su edad y consulta con un profesional de la salud si es necesario.

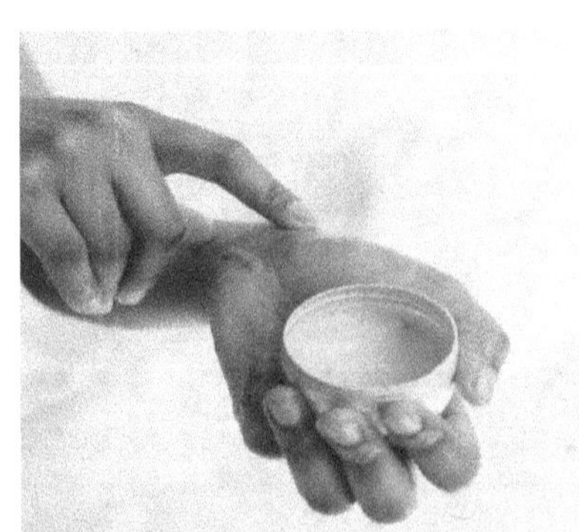
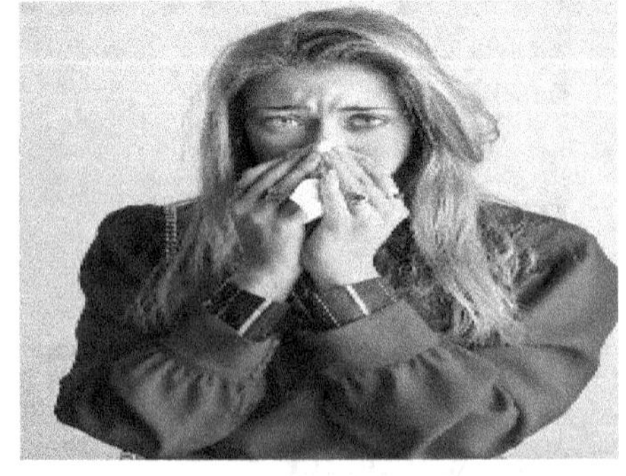

CONCLUSIÓN

Al llegar al final de este viaje a través de la cosmética natural, te invitamos a reflexionar sobre la extraordinaria conexión entre la belleza y la naturaleza. En cada página de "Belleza en la Naturaleza: 50 Recetas que Curan a Través de la Cosmética Natural", hemos explorado la magia que reside en la simplicidad, la pureza y la autenticidad de los ingredientes que la tierra nos brinda.

Estas recetas no solo son fórmulas para embellecer la piel; son cápsulas de cariño, regalos de la naturaleza destinados a nutrir, sanar y elevar. Cada bálsamo, cada mascarilla, es una expresión de amor propio, un recordatorio de que la belleza real se encuentra en el respeto y cuidado hacia uno mismo y hacia el mundo que nos rodea.

Al embarcarte en la aventura de crear tu propia cosmética natural, esperamos que hayas descubierto la alegría de conectarte con ingredientes que son tan puros como tu intención. Que estas recetas hayan inspirado no solo la belleza exterior, sino también un profundo sentido de bienestar interior.

Recuerda que tu viaje hacia la belleza natural no tiene fin. A medida que experimentas con estas recetas, eres libre de adaptarlas, mezclarlas y hacerlas tuyas. Que este libro sea un punto de partida para explorar el vasto mundo de la cosmetica natural y una celebración constante de la belleza en su forma más auténtica.

Gracias por acompañarnos en este viaje hacia una belleza que cura y rejuvenece, llevando contigo no solo recetas, sino un recordatorio eterno de que la verdadera belleza comienza en el corazón y florece cuando nos conectamos con la naturaleza que nos rodea. ¡Que tu camino hacia la belleza natural sea eterno y siempre repleto de amor y cuidado!